Self-Care

Sei gut

zu dir

für Mum und Dad

Self-Care
Sei gut
zu dir

nadia narain
&
katia narain phillips

DK

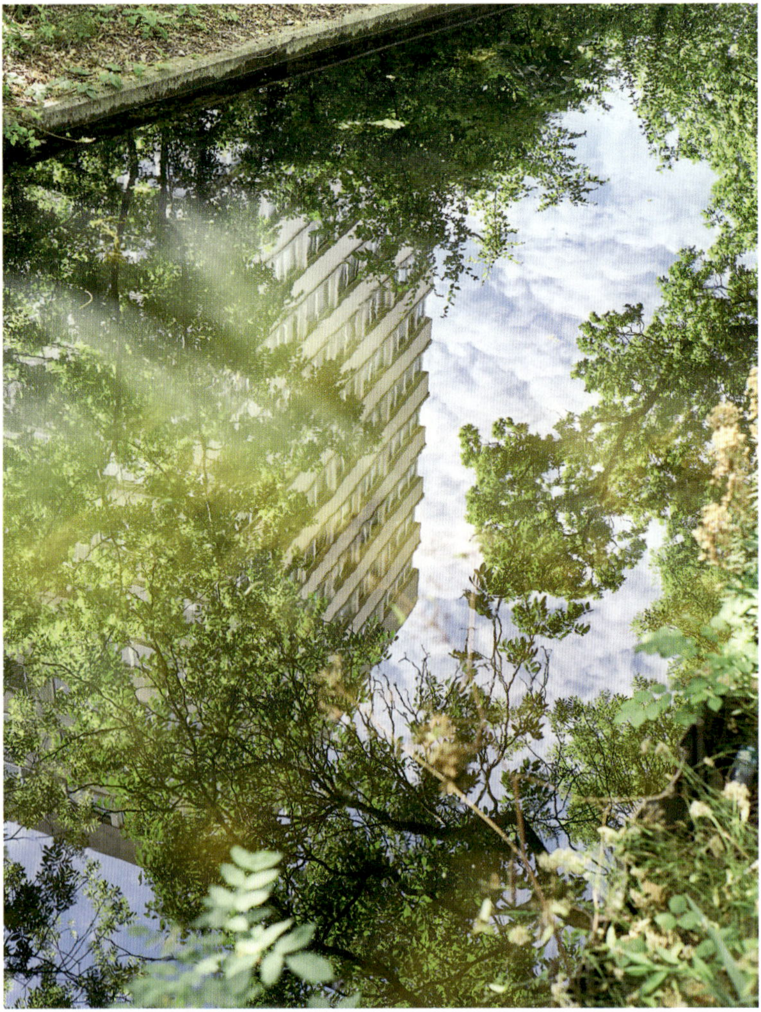

INHALT

EINLEITUNG

LIEBE

18 | Du bist in Ordnung, so wie du bist

25 | Es ist Zeit, deinen Körper zu lieben

32 | Ernährst du dich gut, geht es dir gut

52 | Bau deine Ressourcen auf

HOFFNUNG

66 | Der Vergleich mit anderen

78 | Vertraue auf dich selbst

86 | Die Angst, etwas zu verpassen

96 | Wenn das Leben nicht perfekt ist

100 | Ohne Veränderung geht es nicht

FRIEDEN

116 | Stressige Zeiten bewältigen

132 | Liebeskummer muss heilen

148 | Wenn geliebte Menschen sterben

154 | Entlastung bei Krankheit

FREUDE

168 | Self-Care in Beziehungen

182 | Leben mit Freunden und Familie

190 | Gleichgesinnte finden

194 | Loslassen lernen

200 | Weit weg von aller Freude

LICHT

218 | Starte gut in den Tag

224 | Self-Care am Arbeitsplatz

238 | Stressfrei Reisen

244 | Der schönste Ort: Zuhause

252 | Guter Schlaf

ENDE

266 | Über die Autorinnen

268 | Dank

270 | Rezeptverzeichnis

271 | Bildnachweis

WAS IST SELF-CARE?

»Ich habe erkannt, dass Self-Care nicht bedeutet, sich gehen zu lassen, sondern ein Akt des Überlebens ist.« *Audre Lorde*

Self-Care kann mit dem vielleicht altmodisch klingenden Begriff »Selbstfürsorge« übersetzt werden. Dabei ist Self-Care zunächst einmal die Fähigkeit, sich zu ernähren, zu kleiden, zu waschen und allgemein in der Welt zu funktionieren. Jeder praktiziert Self-Care, selbst wenn er sich dessen nicht bewusst ist. Mit diesem Buch möchten wir dir zeigen, wie du Self-Care in etwas verwandelst, bei dem es weniger darum geht zu funktionieren, sondern darum aufzublühen. Denn in unseren Augen bedeutet Self-Care, dass man sich so umsorgt, wie man ein Kind oder eine sehr liebe Freundin umsorgen würde – mit Liebe, Freundlichkeit und Geduld.

Das Wort fürsorglich wird als Kompliment verstanden und ist positiv besetzt. Bei Self-Care denken manche jedoch, dass es darum ginge, sich nur um sich selbst zu kümmern, ohne jede Rücksicht auf andere. Sogar dass Self-Care egoistisch sei, haben wir schon gehört. Wir denken aber, dass man der Welt mehr geben und mehr zu ihr beitragen kann, wenn man sich in seiner Haut rundum wohlfühlt. Wenn es uns gut geht, tun wir bessere, nettere Dinge für uns und für andere und lassen das Gute in unserem Leben ganz natürlich wachsen. Fühlen wir uns schlecht, werden wir egoistischer, sind mit uns selbst beschäftigt und nicht in der Lage, anderen Menschen etwas zu geben. Und wir haben keine Energie, um sie in die Dinge und Anliegen zu investieren, die uns etwas bedeuten.

Der Begriff an sich klingt vielleicht wie ein Hashtag auf Instagram, aber Self-Care ist nicht nur etwas für Menschen mit viel freier Zeit oder haufenweise Geld für teure Massagen oder Pediküren. Du brauchst mit Self-Care auch nicht zu warten, bis dein Leben weniger stressig ist, du deine Ernährung perfektioniert oder diese schicke Yoga-Leggings gekauft hast.

Für uns bedeutet Self-Care, voller Energie und ganz und gar präsent zu sein und voller Tatkraft im Leben zu stehen. Es ist das Gegenteil davon, einfach mal abzuschalten und sich aus der Welt zurückzuziehen. Wenn du deine Bedürfnisse ignorierst, bist du bald ausgelaugt, während Self-Care dir Energie schenkt und deine Batterien wieder auflädt.

In der Realität ist es so: Das Leben wird von dir immer wieder Zeit und Energie fordern. Aber du verdienst es, auch selbst etwas von deiner Zeit und Energie zu haben, ebenso wie jeder um dich herum. Self-Care bedeutet sicher nicht, dass man sein Leben radikal auf den Kopf stellt – wer hat dafür schon Zeit? Vielmehr geht es darum, dass du dich selbst dort abholst, wo du jetzt gerade bist – und nicht dort, wo du glaubst sein zu müssen. Und es geht darum, dass du dir überlegst, welche kleinen Schritte dir dabei helfen, besser für dich zu sorgen. Du wirst dich bestimmt darüber wundern, welche große Veränderung schon ein paar kleine Maßnahmen bewirken können.

Denke also daran: Self-Care ist nicht egoistisch. Es geht darum, Liebe, Respekt und Mitgefühl für dich selbst zu entwickeln und zu sehen, welche Auswirkung dies auf dein eigenes Wohlbefinden und auf das der Menschen um dich herum hat.

Dieses Buch steckt voller Ideen, die für uns über die Jahre funktioniert haben, und wir hoffen, dass sie auch dich inspirieren werden.

WAS IST SELF-CARE FÜR DICH?

Das Grundlegende weißt du wahrscheinlich schon: Self-Care heißt, deinen Körper zu bewegen und zu nähren sowie deinen Geist und deine Seele zu nähren. Dennoch sollte jedem bewusst sein, dass sich Self-Care für jeden anders anfühlt.

Was Self-Care für dich persönlich bedeutet, findest du am besten heraus, indem du zu unterscheiden lernst zwischen dem, was du brauchst, und dem, was du willst. Zu bekommen, was man will, kann etwas sehr Oberflächliches sein – etwa das neueste iPhone oder die tollen Schuhe. Das gibt dir auf die Schnelle einen Kick, doch die Zufriedenheit hält nicht lange an. Zu bekommen, was man braucht, geht etwas tiefer.

Wörter wie nähren, fördern, Ressource, wieder aufladen, auftanken, Liebe und Freundlichkeit beschreiben das Wesen von Self-Care. Erinnere dich an diese Wörter, wenn du etwas willst. Halte inne und frage dich: Bringt mich das weiter? Schenkt mir das neue Energie, lädt es mich wieder auf?

Bemühe dich um Gleichgewicht. Es ist wichtig, dass du alles, was in deinem Leben passiert, genau im Blick hast, damit du eine ganzheitliche Sicht gewinnst und alles um dich herum entsprechend ausrichten kannst.

Self-Care wird zu verschiedenen Zeiten in deinem Leben Unterschiedliches für dich bedeuten. Wenn etwas Großes ansteht – eine Trennung, ein Todesfall oder ein Umzug zum Beispiel –, gehe freundlich und sanft mit dir um. Wenn die Dinge gut laufen und du Zeit und Energie übrig hast, könnte es das Beste für dich sein, dich ein wenig herauszufordern.

Denk immer daran: Ist etwas für andere gut, dann ist es das für dich noch lange nicht. Das gilt auch für uns! Daher möchte dieses Buch dir dabei helfen herauszufinden, was für dich das Beste ist.

EINE ALTERNATIVE GIBT ES NICHT

Unsere Mission besteht nicht darin, Perfektion zu erlangen. Akzeptiere, dass du menschlich bist mit all deiner Schönheit und all deinen Fehlern. Akzeptiere, dass du es verdienst, glücklich und ganz zu sein, und tue alles, was möglich ist, um dies zu erreichen.

Wir wissen aus Erfahrung, dass magisches Denken nicht funktioniert, auch nicht der unbedingte Wille, positiv zu sein – manchmal geht es einem sogar noch schlechter, wenn man positive Affirmationen chantet, weil man sich schrecklich fühlt. Die effektivste Maßnahme ist zu lernen, was für dich wirksam ist, und die kleinen, hilfreichen Veränderungen zu erkennen, die dir ein anderes Gefühl geben.

Zu lernen, sich gut zu fühlen, kann seltsam sein, wenn es neu für einen ist. Vielleicht glaubst du aus irgendeinem Grund, dass du es nicht verdienst, umsorgt zu werden. Doch das ist nicht so – und du selbst bist die erste und beste Person, um dies umzusetzen.

Erinnerst du dich daran, was bei den Sicherheitsinstruktionen im Flugzeug über die Sauerstoffmaske gesagt wird? Dass du sie zuerst dir und danach deinem Kind aufsetzen sollst? Wir haben das lange nicht verstanden, aber je mehr wir über Self-Care gelernt haben, desto klarer wurde uns, dass ein Kind nicht überleben kann, wenn die Eltern sich in einem Notfall die Sauerstoffmaske nicht zuerst selbst aufsetzen. Das trifft auf alle Situationen im Leben zu. Wenn du ausgebrannt und emotional, körperlich oder geistig erschöpft bist, kannst du weder dir selbst noch anderen etwas geben.

Und so ist es nun mal, wenn man mitten im Leben steht: Mal geht es ruhiger zu, mal wirst du von den Wogen hin und her geworfen. Self-Care zu lernen ist, als würde man sich nach und nach ein Rettungsboot bauen. Ist es fertig, wirst du immer noch von den Wellen umtost, aber du spürst Sicherheit und Stabilität – was auch bedeutet, dass du andere mitnehmen kannst.

LERNE, WAS DU BRAUCHST

Der erste Schritt hin zu Self-Care ist Achtsamkeit. Beginne damit wahrzunehmen, was dein Körper braucht und wie er reagiert. So verfeinerst du deine Intuition. In diesem Buch stellen wir Übungen vor, mit denen du lernst, deinen Körper besser zu lesen und zu verstehen.

Wir wissen, dass es nicht einfach ist, wenn man ständig mit Informationen bombardiert wird, was man tun, was man essen oder was man nicht essen sollte. Neigst du dazu, immer wieder etwas auszuprobieren, was gerade angesagt ist – etwa auf Zucker zu verzichten – und bestehst dann darauf, dass alle anderen das auch probieren? Wir haben das getan. Aber es gibt sie nicht, die eine einzig wahre Lösung. Unterschiedliche Dinge funktionieren für verschiedene Menschen zu unterschiedlichen Zeiten. Wenn du nur tust, was andere dir sagen, bekommst du vielleicht nicht die Energie oder Entspannung, die du so dringend benötigst. Oder die Wirkung ist nicht von Dauer, wenn deine neuen Gewohnheiten nicht tatsächlich dem entsprechen, was du brauchst.

Vielleicht bist du so eingespannt, dass du dich eine Zeit lang überhaupt nicht um dich selbst gekümmert hast. Willst du wirklich nach der Arbeit zum Spinning gehen oder tust du das nur, weil du denkst, du solltest? Ist die vierte Tasse Tee oder Kaffee heute Gewohnheit oder Notwendigkeit? (Wenn du sagst, sie sei nötig: Wir arbeiten in einem späteren Kapitel daran, wie du dich richtig ausruhst!) Warum isst du eine ganze Familienportion Schokoladeneis. Aus Vergnügen? Oder hast du dich mit jemandem gestritten und spürst jetzt diese große Leere in dir, die du füllen möchtest?

Wir zeigen dir, wie du lernst, deinen Körper wahrzunehmen und zu verstehen, sodass du jederzeit in dich hineinhorchen und herausfinden kannst, was für dich funktioniert. Vertraue auf unsere Erfahrung: Dein Körper weiß es.

UNSER EIGENES SELF-CARE

Unser Weg zum Self-Care war lang, voller Umwege, und reich an schmerzlichen Lektionen. Bereits in jungen Jahren lernten wir, Yoga, Reiki und Massage zu praktizieren und waren wirklich gut darin, uns um andere Menschen zu kümmern. Doch erst viel später lernten wir, auch für unser eigenes Wohlbefinden zu sorgen!

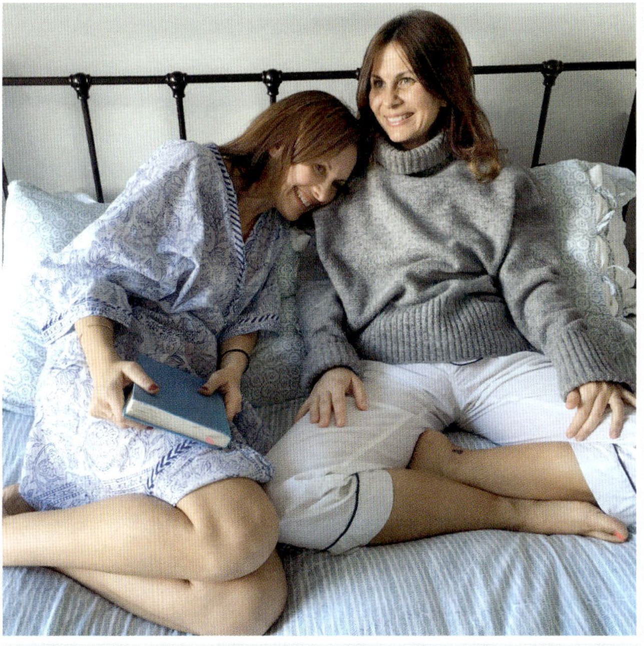

WIR LIEBEN LISTEN!

Matt Haig erklärt in seinem Buch *Ziemlich gute Gründe, am Leben zu bleiben,* dass er Listen anlegte, um seine Ängste und Depressionen in den Griff zu bekommen. Er erstellte eine Liste mit Dingen, die ihn deprimierten, und eine zweite mit Dingen, die ihn aufmunterten. Als wir das gelesen hatten, fühlten wir uns inspiriert und machten uns gleich ans Werk. Wir schrieben auf, was uns nach unten zog und was uns aufbaute und erdete. Anschließend kombinierten wir unsere Listen, weil wir uns sehr ähnlich sind – außer, was das Kochen (Katias Ding) und das Meditieren (nur Nadia mag es) angeht.

Was steht auf deiner Liste? Schreib es auf.

LISTE VON DINGEN, DIE UNS HINUNTERZIEHEN

* Zu viele Nächte nacheinander spät ins Bett gehen
* Zu denken, wir sollten woanders sein als dort, wo wir sind
* Vorgeben, wir sind jemand anderes als wir selbst
* Uns mit anderen Menschen vergleichen
* Nicht auf unseren Körper achten
* Zu viel Zucker essen
* Junkfood essen
* Zu viel arbeiten
* Nicht genug Yoga praktizieren
* Vergessen zu meditieren, weil ich zu lang auf Instagram war
* Zeit verschwenden mit dem Schauen von Serien
* Fernsehen allgemein
* Soziale Medien allgemein
* Keinen Tag freinehmen, wenn wir Erholung brauchen
* Mahlzeiten auslassen
* Nicht mit Freunden und Familie zusammen sein
* Zu lang mit zu vielen Menschen zusammen sein

LISTE VON DINGEN, DIE UNS AUFBAUEN

* Bewusst meistens um 22.30 Uhr ins Bett gehen
* Vor dem Schlafengehen bei einem Bad oder einer Dusche entspannen
* Essen im Voraus zubereiten, damit wir gesunde, gut schmeckende Sachen essen
* Mit Freunden und Familie zusammen sein
* Tanzen
* Zum Yoga gehen
* Jeden Tag meditieren (Nadia)
* Jeden Morgen und Abend unser Dankbarkeits-Tagebuch führen
* Uns selbst gegenüber ehrlich sein
* Auf selbstkritische Gedanken achten und sie in etwas Positiveres umlenken
* Mit uns selbst so freundlich umgehen, wie mit den Menschen, die wir unterrichten und versorgen
* Schläfchen und Pausen machen, wenn erforderlich
* In der Natur spazieren gehen
* Im Meer schwimmen
* Zeiten der Stille

Liebe

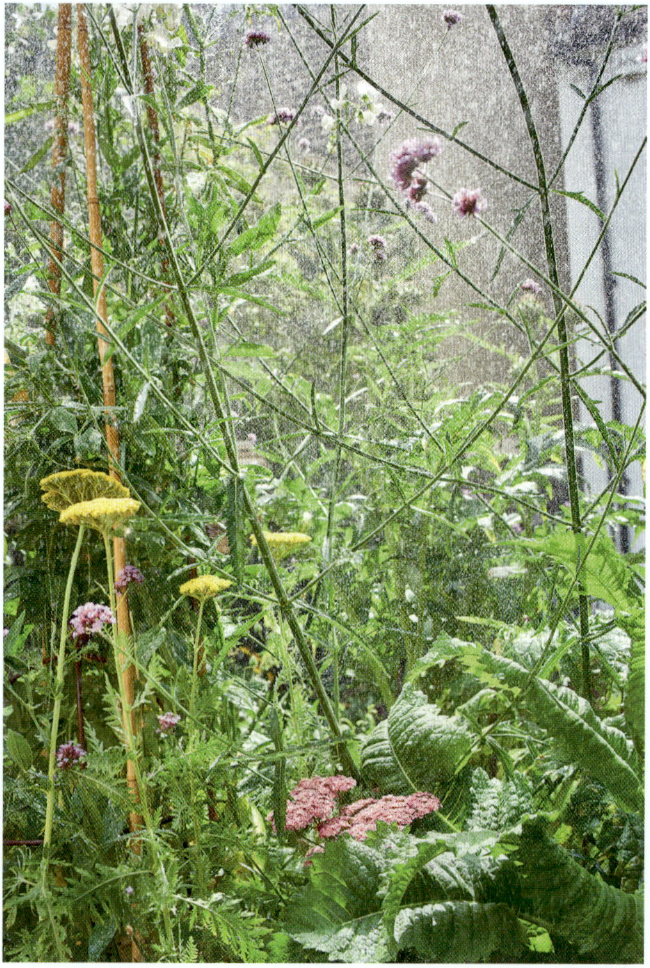

»Öffne dich nur für eine Weile der Möglichkeit, dass du vollkommen in Ordnung bist.« *Cheri Huber*

Du denkst vielleicht, sich selbst zu lieben klingt ein wenig narzisstisch. Aber wenn du es vorbehaltlos tust, übernimmst du mehr Verantwortung für dich und entlastest ein wenig die Menschen, die du liebst. Liebe zu sich selbst ist weder Narzissmus noch Ichbezogenheit, sondern bedeutet, dass man freundlich zu sich und zu seinen Mitmenschen ist. Es bedeutet, dass man nicht herumläuft und nach der Liebe anderer Menschen oder nach Dingen sucht und darauf hofft, damit die Leere zu füllen, die man in sich spürt.

Wir können den Fehler begehen zu glauben, dass Liebe nur romantische Liebe ist. Dass wir nicht geliebt werden und nicht liebenswert sind, wenn wir im Augenblick keine solche Romanze erleben. Aus diesem Grund ist die Liebe zu sich selbst samt Self-Care so eine große Sache: Sie ist ganz sicher immer für dich da, egal was sonst gerade in deinem Leben geschieht.

Die Fürsorge für dich und die Liebe zu dir machen dich empfänglicher für die Liebe von anderen. Wer geliebt wird, spürt, dass er noch mehr Liebe zu geben hat. Das ist wie ein Kreislauf, und er beginnt bei dir.

Manche glücklichen Menschen haben in ihrer Kindheit gelernt, sich selbst zu lieben. Der Rest von uns muss dies unterwegs in den verschiedenen Stadien des Lebens lernen. Wir hoffen, dass dieses Kapitel dir dabei hilft.

DU BIST IN ORDNUNG, SO WIE DU BIST

»Was wäre, wenn ich mir vergäbe? Was wäre, wenn ich mir vergäbe, auch wenn ich Dinge getan habe, die ich nicht hätte tun sollen? Was wäre, wenn genau diese Dinge, die ich nicht hätte tun sollen, mich hierher gebracht hätten? Was wäre, wenn ich niemals erlöst würde? Was wäre, wenn ich es schon wäre?« *Cheryl Strayed*

Stell dir einfach mal vor, nur eine Minute lang, dass diese Aussage zutrifft: Du bist in Ordnung, so wie du bist. Wiederhole sie ein paarmal. Beobachte, wie sich das anfühlt. Seltsam, oder?

Viele von uns wachsen in dem Glauben auf, dass sie irgendwie besser sein müssten. Vielleicht wurde dir gesagt, dass du in der Schule die allerbesten Noten erzielen musst. Oder du musstest etwas erreichen, um jemandem zu gefallen, den du liebst. Das ist nicht schlimm, solange man dich hat spüren lassen, dass du auch dann noch geliebt wirst, wenn du durch eine Prüfung fällst oder die Schule nicht schaffst. Aber wenn deine Eltern oder andere wichtige Menschen in deinem Leben dir zu verstehen gegeben haben, dass mit Liebe Bedingungen verknüpft sind, kann es schwer sein zu glauben, dass man in Ordnung ist, so wie man ist – auch für Erwachsene.

Verstehe uns bitte nicht falsch, wir glauben an harte Arbeit und daran, dass wir unser Bestes geben sollten. Wir finden aber auch: Es geht weniger darum, dass du durchaus gut sein kannst, sondern vielmehr darum, dass du schon voll des Guten und der Liebe zur Welt gekommen bist.

Im Lauf deines Lebens sind dir eventuell noch andere Dinge passiert, die dich dazu gebracht haben zu glauben, dass mit dir etwas nicht stimmt. Dein Freund hat vielleicht mal eine kleine Bemerkung über dich fallen gelassen, als ihr zusammen wart, und die hat gesessen. Selbst wenn du ihn jahrelang nicht mehr gesehen hast, kann es sein, dass diese Aussage in dir weiterwirkt und richtiggestellt oder verändert werden sollte. Nadia beispielsweise erinnerte sich daran, dass ihre beste Schulfreundin einmal zu ihr sagte, sie solle immer weite Kleider tragen und ihre Beine bedeckt halten, weil diese zu dünn seien. Erst als sie schon erwachsen war und eine Freundin sie fragte, warum sie immer ihren Körper verhülle, fiel ihr diese Begebenheit wieder ein. Sie realisierte, dass sie diesen Satz jahrelang mit sich herumgetragen hatte.

Überlege also, welche Urteile über dich du in deiner Kindheit mitbekommen hast. Kannst du anfangen, diese auf den Prüfstand zu stellen und darüber nachzudenken, ob sie wirklich zutreffen?

Solche Muster aus der Kindheit bleiben an uns haften und wenn ein Geschehnis in der Gegenwart sie in uns wachruft, stellen wir fest, dass wir wieder mit demselben tief sitzenden Urteil konfrontiert werden: Mit mir ist etwas nicht in Ordnung. Wenn wir als Erwachsene etwas erleben, das dieses Gefühl zu bestätigen scheint – vielleicht Kritik von einem Vorgesetzten oder ein Streit mit dem Partner oder einer Freundin –, stellen wir fest, dass unsere Seele den gleichen Schmerz immer wieder spürt, weil wir nicht gut genug sind.

Denke immer daran: Selbst wenn du dich einmal schlecht verhalten hast oder gemein oder nicht nett warst, macht dich das nicht zu einem furchtbaren Menschen. Wir machen alle Fehler. Die beste Self-Care-Maßnahme, die du jetzt, in genau diesem Moment ergreifen kannst, ist dir zu vergeben.

WIE DU DICH MIT DEINEN GEDANKEN ANFREUNDEST

Vielleicht hast du schon alles Mögliche versucht, um das Gefühl loszuwerden, dass du nicht gut genug bist. Viele Menschen wünschen sich einen Zauberstab, mit dem sie den Schmerz oder das Gefühl der Leere verschwinden lassen können. Vielleicht gehst du shoppen, um dich besser zu fühlen, oder trinkst viel. Oder hast Sex mit Menschen, die du nicht besonders magst (weil du willst, dass sie dich mögen). Oder du lässt dir Tarotkarten legen in der Hoffnung zu hören, dass sich bald etwas ändern wird, weil es das Schicksal oder die Bestimmung so will – und nicht, weil du etwas unternimmst.

Manche Menschen ziehen von Therapeut zu Therapeut, kaufen Selbsthilfebücher, fahren zu Retreats, suchen Gurus und Heiler auf, machen Diäten oder Fastenkuren, um Wege zu finden, sich in Ordnung zu fühlen. Wir verstehen das – wir haben das auch gemacht! Nichts davon ist an sich falsch, aber es ist schwer, seine innere Stimme zu vernehmen, wenn man immer im Außen nach Antworten sucht.

Was du an dir nicht magst, wirst du niemals wirklich los – aber wie wäre es, wenn du lernen könntest, das, was an dir nicht perfekt ist, wunderbar zu finden und dich damit anzufreunden?

Wir wollen damit nicht sagen, dass es falsch ist, Verhaltensmuster zu ändern, die einem Probleme bereiten. Oder zu lernen, auf neue Weise zu leben und zu wachsen. Wir wollen sagen, dass es etwas anderes ist, ob man Self-Care praktiziert, weil man sich für einen schlechten Menschen hält, der in Ordnung gebracht werden muss, oder weil man sich genauso behandelt wie jemanden, den man liebt.

Überlege, warum du Yoga machst, meditierst, Sport treibst oder deine Ernährung umstellst. Willst du etwas in Ordnung bringen? Oder kannst du lernen zu erkennen, dass du perfekt bist, so wie du bist, mit allen deinen Fehlern und all deiner Schönheit? Praktiziere Self-Care nicht, um dich zu reparieren, sondern aus Liebe und Respekt für die Person, die du bist, und für den Körper, in dem du lebst.

WAS AN DIR MAGST DU?

Erstelle eine Liste und schreib drei bis fünf Dingen auf, die du an dir magst. Wenn dir nichts einfällt, denke an jemanden, den du liebst, und schreib stattdessen drei bis fünf Dinge auf, die du an dieser Person magst. Siehst du, wie einfach das ist? Nun denke noch einmal über dich nach …

Die ersten Male kommt dir das vielleicht schwierig vor, doch mit der Zeit wird es einfacher. Für den Anfang haben wir hier ein paar Beispiele notiert:

- Ich kümmere mich um andere Menschen.
- Ich bringe andere gerne zum Lachen.
- Ich bin treu.

Nun schreib deine eigene Liste und beobachte, wie sich das anfühlt.

Wenn du damit fertig bist, schreibst du drei bis fünf Dinge auf, die du getan hast und auf die du stolz bist.

DAS SCHWARZE LOCH MANAGEN

Es wird immer etwas geben, das negative Gefühle in dir hervorruft, es liegt in der menschlichen Natur, Schmerz, Einsamkeit und Angst zu verspüren. Sie sind ein Teil von dir. Das Gefühl, unzulänglich zu sein, kann immer aufkommen, aber du kannst lernen, dir trotzdem sicher zu sein, dass du vollkommen in Ordnung bist. Dabei ist wichtig: Es kann sein, dass du etwas falsch gemacht hast oder dass etwas schiefgelaufen ist, aber mit dir ist alles okay. Und so funktioniert es:

* Spürst du ein negatives Gefühl, nimmst du es einfach zur Kenntnis. Das kann zuerst seltsam sein, denn du blickst dabei von außen auf dein Inneres. Menschen neigen zu einer negativen Grundhaltung: Wir ignorieren die guten Dinge und fokussieren die schlechten. Machst du dir diese Grundhaltung und deine entsprechende Reaktion nicht bewusst, wird dein Nicht-in-Ordnung-Knopf aktiviert.

* Wenn du das nächste Mal eine emotionale Reaktion auf etwas verspürst, das jemand gesagt oder getan hat, nimm sie zur Kenntnis. Stell für dich selbst erst einmal ganz einfach fest: »Aha, hier ist sie.« Mach dir bewusst, was du fühlst.

* Dann beobachte Folgendes: Wie lange dauert es vom Aufkommen des Gefühls bis zu dem Moment, in dem es verfliegt? Eine Stunde, einen Tag, eine Woche? Versuchst du dich von diesem dunklen Gefühl auf die übliche Weise abzulenken, vielleicht mit Shoppen, Essen oder schlechter Laune gegenüber geliebten Menschen?

* Bleibe stattdessen einfach sitzen. Das ist möglicherweise schrecklich, aber schaue das Gefühl einfach an wie einen schlechten Film. Nimm wahr, wie es sich verändert – und realisiere, dass es vorübergeht.

Dieses Vorgehen erfordert viel Übung, vielleicht gelingt es dir nicht gleich. Wir beide praktizieren es permanent, da wir in der Öffentlichkeit stehen und ständig beurteilt werden. Wir mussten lernen, das Gute zu fokussieren und Negatives als konstruktive Kritik aufzufassen, die es uns ermöglicht, uns stetig zu verbessern. Unser Tipp: Wird es einmal wirklich hart für dich, bitte jemanden, den du magst, dir beizustehen, Mut zu machen und eine neue Perspektive zu geben.

MIT DEM, WAS DU AN DIR NICHT MAGST, LEBEN LERNEN

Überlege, welche Eigenschaften du an dir nicht magst. Deine Ängstlichkeit? Deine Einsamkeit? Oder die Paranoia? Es klingt vielleicht seltsam, aber genau das sind die Dinge, mit denen du dich anfreunden musst. Nicht Perfektion macht die Menschen attraktiv. Deine Fehler und deine Verletzlichkeit sind es, die dich zu dem machen, was du bist.

Katia: *»Ich neige zum Hochstapler-Syndrom. Wenn ich eine Dinnerparty für einen Kunden vorbereite oder neue Rezepte für das Café entwickle, stell ich fest, dass ich denke: ›Jetzt ist es so weit. Diesmal werden alle merken, dass ich eigentlich gar nicht kochen kann.‹ Es fühlt sich sehr real an. Der Druck fördert meine Unsicherheit zutage und dann denke ich, dass ich eine Hochstaplerin bin. Ich fühle mich besser, wenn ich lese, dass es vielen erfolgreichen Frauen so geht. Das könnte bedeuten, dass ich erfolgreich bin, nicht wahr!?«*

Nadia: *»Ich wurde immer supertraurig, wenn etwas schiefging, und hatte Angst, dass mir die Kontrolle entgleiten würde. Aber als ich akzeptiert hatte, dass Traurigkeit zu meinem Make-up gehört, und lernte, wie ich in solchen Zeiten auch an mir selbst arbeiten konnte, kam ich besser zurecht.*

Wenn jetzt dieses Gefühl aufkommt, denke ich: ›Ach, Mist, da ist es wieder.‹ Und ich unternehme alles, damit es sich leichter anfühlt – wie bei einem Kind, das traurig ist. Man sorgt dafür, dass es sich geliebt und umsorgt fühlt, dass es etwas Schönes macht und jemanden hat, mit dem es sprechen kann.«

WAS GESCHIEHT, WENN DU GLAUBST, DASS DU VOLLKOMMEN IN ORDNUNG BIST?

Etwas ziemlich Wunderbares. Du magst dich mehr, wie du bist, und das sieht man dir an. Die Menschen bemerken es. Du fühlst dich wohl in deiner Haut und in deinem Leben, und das macht dich sehr attraktiv. Verletzlich zu sein ist keine Schwäche. Wir alle haben etwas, das wir an uns nicht mögen, und wenn wir offen und ehrlich mit unserer Verletzlichkeit umgehen, realisieren wir, dass wir mit unseren Gefühlen nicht allein sind. Wiederhole mit mir: Ich bin vollkommen in Ordnung.

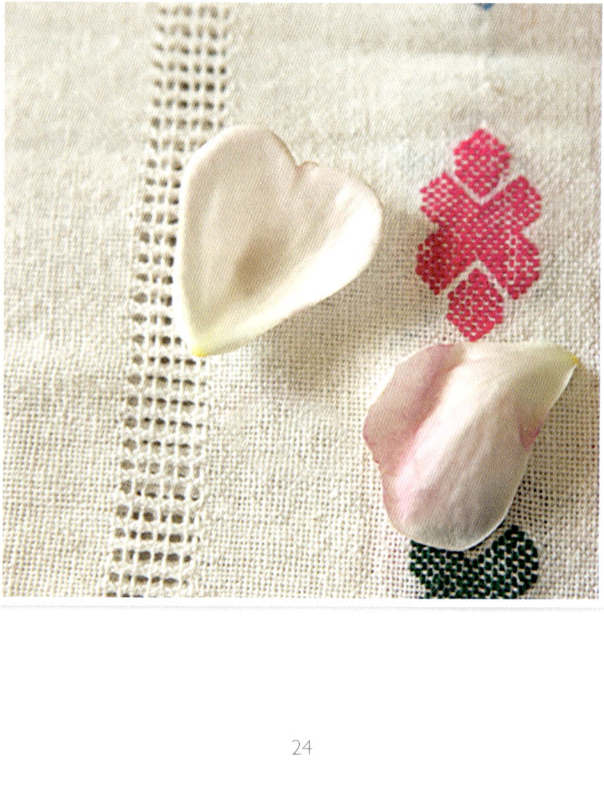

ES IST ZEIT, DEINEN KÖRPER ZU LIEBEN

»Nichts ist wichtiger, als dass wir uns genauso akzeptieren, wie wir jetzt sind, nicht so, wie wir uns wünschen zu sein oder denken sein zu müssen.« *Pema Chödrön*

Wir erwarten nicht, dass du dich von jetzt auf gleich in deinen Körper verliebst. Achte aber einmal darauf, was du denkst, wenn du in den Spiegel schaust. Die meisten finden sofort etwas, das ihnen nicht gefällt: Mein Po ist zu dick, ich sehe alt aus, meine Nase ist falsch, warum nur ist das eine Auge kleiner als das andere? In einer solchen Schleife denken die meisten und jetzt lernen wir jemanden kennen, der dieses alte Lied nicht abspielt.

In dieser Rille hängen zu bleiben ist kein Self-Care. In einer solchen Situation ist man wirklich gemein zu sich, wie du selbst gut weißt. Würdest du dich mit deiner besten Freundin vor den Spiegel stellen und ihr all das sagen, was du dir selbst sagst? Auf keinen Fall! Sie würde in Tränen ausbrechen und nie wieder mit dir reden. Also warum glaubst du, ist es in Ordnung, wenn du mit dir selbst so sprichst? Jedes Mal, wenn du dein Spiegelbild erblickst, sei es in einem Schaufenster oder im Autorückspiegel, schickst du dir eine negative Botschaft.

Stell dich also vor einen Spiegel und ändere den Text. Das wird sich sicher erst einmal seltsam anfühlen, aber mach weiter. Mit etwas Übung wirst du netter zu deinem Körper und weniger kritisch dir selbst gegenüber.

* Siehst du, dass es jetzt und in alle Ewigkeit niemanden auf diesem Planeten gibt, der genauso ist wie du?

* Kannst du dir deine Augen anschauen und ihnen für all die Schönheit danken, die sie für dich erblicken?

* Wie ist es mit deiner unglaublichen Nase, die so schlau all die Aromen unterscheidet, den Atem aufnimmt und Signale an dein Gehirn sendet, die deine Stimmung verändern können?

* Dieser Mund! Was er alles sagt, schmeckt, inspiriert.

* All diese Linien in deinem Gesicht, die gelebten Erinnerungen an deine Zeit auf diesem Planeten.

* Oh, und dann ist da dein verrückter Körper. Seine einzigartige Form. Er kann dir solch unglaubliches Vergnügen verschaffen. Er heilt sich selbst, wenn er verletzt wird. Er atmet für dich Tag und Nacht, ohne dass du jemals daran denken musst, deinen Atem an- oder abzuschalten. Er ermöglicht es dir, im Meer zu schwimmen und Berge zu erklimmen, zu lieben und Freude mit anderen zu teilen. Denke daran, was er tagtäglich für dich tut, selbst wenn du dich nicht um ihn kümmerst, ihn kritisierst oder dir wünschst, er würde aussehen wie der Körper von jemand anderem.

* Schau dir dein Spiegelbild an. Kannst du nett statt kritisch sein?

SEI AUFMERKSAM!

Hast du bemerkt, dass Babys bei jedem ihrer Bedürfnisse anders weinen? Ein Weinen kann bedeuten, dass das Baby Hunger hat, ein anderes, dass es müde ist, und ein drittes, dass es sich unwohl fühlt. Wenn du diese Laute ignorierst, werden sie immer lauter und eindringlicher. Nach einer gewissen Zeit mit einem Baby hast du vielleicht durch Versuch und Irrtum gelernt, was die Varianten bedeuten. Aber kannst du dein eigenes Weinen verstehen? Nimmst du es überhaupt wahr?

Erwachsene weinen auf sehr viele verschiedene Arten – wegen Hunger, Durst oder Müdigkeit, aber auch aufgrund von Emotionen. Vielleicht brauchst du Liebe, Trost oder Bestätigung, das Leben kann viele unterschiedliche Knöpfe drücken. Kannst du deine Arten zu weinen voneinander unterscheiden? Lässt du deine Bedürfnisse zu oder ignorierst du sie einfach?

Als Erwachsene müssen wir so kontrolliert sein. Erinnerst du dich an das letzte Mal, als du am liebsten geweint hättest? Wenn das im Büro oder anderswo in der Öffentlichkeit war, musstest du dich wahrscheinlich zusammenreißen. Du konntest nicht einfach wie ein kleines Kind heulen, die Arme hochstrecken und erwarten, dass jemand dich auf den Arm nimmt und tröstet.

Nimmst du wahr, wie du dich fühlst, wenn du eine Mahlzeit auslässt? Bist du reizbar, mürrisch, schlecht gelaunt? Oder wenn du zu wenig Wasser trinkst: Fühlst du dich dann müde und träge? Wenn du zu viel Tee oder Kaffee trinkst, bist du dann nervös und zappelig?

Lerne das Weinen deines Körpers zu verstehen, indem du regelmäßig in dich hineinhorchst und herausfindest, was du brauchst … bevor du platzt.

WIE DU IN DEINEN KÖRPER HINEINHORCHST

Versuche, den folgenden Körper-Scan heute mehrere Male durchzuführen. Er ist unglaublich hilfreich und liefert dir sehr klare Informationen, muss aber nicht länger als 30 Sekunden dauern. Vielleicht willst du ihn dir zu einer Angewohnheit machen.

Du tust nicht mehr als das:

Sitze ruhig, die Füße stehen auf dem Boden, die Augen sind geschlossen. Nimm deinen Körper wahr und achte auf deinen Atem. Wie fühlst du dich? Wie ist deine Energie? Wie ist deine Haltung? Beißt du die Zähne zusammen? Ist irgendein anderer Körperteil verspannt? Wie ist deine Stimmung? Verspürst du Schmerz, Unwohlsein oder Anspannung? Wie fühlst du dich emotional? Verlangt dich nach Zucker, Tee oder Kaffee? Urteile nicht, nimm einfach nur wahr.

Wenn du wahrgenommen hast, wie du dich wirklich fühlst, frage dich, wie du dich besser fühlen kannst. Musst du mehr Wasser trinken? Musst du den Computer verlassen und ein paar Minuten umherlaufen?

Spürst du Schmerzen? Sie sind ein Warnsignal deines Körpers, ignoriere sie nicht. Geh zu einem Arzt, einem Physiotherapeuten oder einem Osteopathen. Mit Schmerzen ruft dein Körper nach Beachtung. Wenn du dich seiner in einem frühen Stadium annimmst, kannst du Schlimmeres verhindern.

Dieser Scan hilft dir, in dich hineinzuhorchen. Und nur wenn du das tust, wirst du herausfinden, wie du dich besser fühlen kannst. Self-Care hat zum großen Teil mit Wahrnehmen zu tun. Mit etwas Übung wirst du merken, dass das supereinfach ist.

TU ETWAS FÜR DEINEN KÖRPER UND DEINEN GEIST

Wir glauben fest daran, dass dein Aussehen widerspiegelt, wie du dich fühlst. Wenn du dich gut findest, siehst du hinreißend aus. Wenn du mit dir nicht im Reinen bist, sieht gar nichts gut aus.

Wenn du das nächste Mal etwas für deinen Körper tust, sei es Sport oder eine Ruhepause, eine Massage oder ein schönes langes Bad, achte einmal darauf, wie du dich danach fühlst. Bist du freundlicher zu dir? Siehst du dich mit anderen Augen? Öffnet sich dein Blick für die guten Dinge im Leben?

Es ist seltsam, aber wahr: Du siehst vielleicht nicht anders aus, die dunklen Augenringe, die Falten oder worauf auch immer deine Aufmerksamkeit sich fixiert hat, sind wahrscheinlich immer noch da, aber du wirst dich anders sehen. Deine Linse wird weicher sein; dein neuer Fokus hat dir eine neue Perspektive gegeben.

Das ist die Stärke von Self-Care: Tu es und du wirst eine unglaubliche Feedback-Schleife in Gang setzen, die auch deine Gedanken verändert … was wiederum dazu führt, dass du dir selbst noch mehr Gutes zukommen lassen wirst.

Wie wir unser Aussehen empfinden, wird dadurch gefiltert, wie wir uns fühlen. Punkt. Fühlen wir uns gut, mögen wir uns. Bleib also am Ball und tu weiterhin das, was bewirkt, dass du dich gut fühlst.

MASSAGE – EINE NOTWENDIGKEIT, KEIN LUXUS

Viele Menschen denken, Massagen seien ein Luxus – etwas Selbstbezogenes oder Geldverschwendung. Aber Massagen, auch Selbstmassagen, sind eine wunderbare Sache und sie sorgen dafür, dass sich das Verhältnis zu deinem Körper verbessert.

Wir finden, eine Massage ist das beste Geburtstagsgeschenk für andere oder einen selbst – eine Möglichkeit, seinem Körper etwas Liebe zu zeigen. Man könnte das Gefühl haben, viel Geld auszugeben, ohne etwas Konkretes dafür zu bekommen, wie beispielsweise neue Schuhe. Besser aber ist es, wenn du eine solche Anwendung als Investition in deine Gesundheit und dein Wohlbefinden betrachtest.

Wenn dir eine professionelle Massage zu teuer ist, kannst du einer Freundin oder deinem Partner vorschlagen, dass ihr euch gegenseitig verwöhnt. Du brauchst keine Ausbildung, um jemandem kräftig die Schulter zu kneten. Vielleicht könnte ja dein Kind oder deine Freundin dir mal die Füße massieren?

Oder du gibst dir selbst eine beruhigende Bauchmassage. Wir haben zum Beispiel die Bauchliebe-Methode von Tanya Goodman gelernt. Sie wirkt sehr beruhigend und ist eine tolle Therapie bei Reizdarm oder Magenbeschwerden. Du kannst diese Massage bekleidet oder unbekleidet durchführen, wie du möchtest.

Aufwärmen: Reibe im Sitzen oder Stehen kräftig deine Handflächen aneinander, bis sie warm sind. Balle dann deine Hände zu Fäusten und fahre mit den Fingerknöcheln an deinen Oberschenkeln etwa siebenmal hoch und hinunter.

Einstimmen: Leg deine Hand flach unter deine rechte Rippe; dies ist der Bereich der Leber. Leg deine linke Hand flach auf deine rechte. Deine Daumen liegen nun nah der untersten rechte Rippe aufeinander. Dies ist Position 1.

Atme langsam tief ein und aus und spüre das Heben und Senken deiner Hände. Fordere deinen Atem auf, vom kleinen Finger bis zu den Daumen aufzusteigen. Verbinde dich mit den Formen und Empfindungen unter deinen Händen. Fordere deinen ganzen Bauch auf, sich beim Einatmen zu heben und beim Ausatmen wieder zu senken.

Drück deinen Bauch nicht mithilfe deiner Muskeln nach außen. Stell dir stattdessen vor, dass du von deinem unteren Bauch bis hinauf in die Brust atmest: mit einem schönen tiefen Atemzug.

Kreise: Stell dir vor, dass auf deinen Bauch zwei Kreise gezeichnet sind. Einer reicht von oberhalb des Bauchnabels bis direkt unter die Rippen, der andere beginnt unterhalb des Bauchnabels und reicht bis zum unteren Bauchansatz.

Für den oberen Bauch: Beginne mit deinen Händen in Position 1 an der rechten unteren Rippe, die Daumen berühren sich. Kreise mit den Händen dreimal im Uhrzeigersinn um den oberen Kreis. Leg deine Hände dann in Position 1 unter die linke Rippe und kreise dreimal in entgegengesetzter Richtung um den oberen Kreis.

Für den unteren Bauch: Beginne oberhalb deines rechten Hüftknochens, über der Mitte deines rechten Oberschenkels. Streichle hinauf und über deinen Bauchnabel (von rechts nach links), nach unten zur linken Hüfte, quer über den unteren Bauch (von links nach rechts) und stoppe oberhalb der rechten Hüfte. Kreise dreimal.

Von Knie zu Knie: Leg deine Hände flach übereinander auf dein rechtes Knie. Streiche den rechten Oberschenkel hinauf bis zur untersten rechten Rippe, dann quer hinüber zur linken Rippe (von rechts nach links) und links hinunter über die linke Hüfte und den linken Oberschenkel bis über das linke Knie. Dreimal wiederholen.

Abschluss: Nimm deine Hände wieder auseinander, leg deine rechte Hand auf deinen rechten Oberschenkel und deine linke Hand auf den linken. Lass die Hände locker liegen und atme dreimal mit geschlossenen Augen ein und aus.

ERNÄHRST DU DICH GUT, GEHT ES DIR GUT

»Man kann nicht gut denken, lieben, schlafen, wenn man nicht gut gegessen hat.« *Virginia Woolf*

Sich gut zu ernähren ist eine sehr einfache Art und Weise, sich selbst etwas Liebe und Fürsorge entgegenzubringen. Wenn du nur eine einzige der Anregungen aus diesem Buch für dich umsetzen möchtest, dann nimm dir die Zeit, dir etwas Leckeres zu kochen, das deine Seele und deinen Körper nährt.

Essen einzukaufen, vorzubereiten und zu kochen ist die stärkste Form von Selbstliebe und Self-Care. Katia stellt dir in diesem Buch einige ihrer Lieblingsrezepte vor und wir hoffen, dass sie dich auch begeistern.

Vielleicht denkst du, dass du nach der Arbeit höchstens noch Avocado auf Toast zubereiten kannst. Oder wer hat schon Zeit, jeden Tag zu kochen? Aber versprochen: Wenn du dir die Zeit nimmst, pro Woche ein einfaches, nahrhaftes Rezept zu lernen, hast du in wenigen Monaten ein ganzes Arsenal an Wohlfühl-Gerichten.

Vergleiche nur einmal, wie du dich fühlst, wenn du etwas Gesundes, Selbstgekochtes isst oder wenn du unterwegs schnell irgendetwas Gekauftes in dich hineinstopfst.

Gut zu essen hilft dir auch, seelisch im Gleichgewicht zu bleiben. Es ist wichtig, dass du dir Gedanken darüber machst, was du deinem Körper zuführst, weil das nicht nur dich allein, sondern auch die Menschen in deiner Umgebung betrifft. Stell dir nicht vor, dass du nur schnell mal deinen leeren Magen füllen musst – stell dir vor, dass du dir Nahrung und Liebe zuführst mit Essen, das dir gut tut.

ESSENSPLANUNG FÜR ANFÄNGER

Wir alle würden gerne nach der Arbeit schnell ein unglaubliches Essen aus den fabelhaften Zutaten zaubern, die sich zufällig in unserem Kühlschrank befinden, aber leider sieht die Realität anders aus. Jemand muss die Lebensmittel einkaufen und zu uns nach Hause bringen. Wer sich dabei gedankenlos mit vielen industriell gefertigten Zutaten eindeckt, hat am Ende viel teuren Müll.

Viel sinnvoller ist es, die Mahlzeiten zu planen. Dann weiß man immer, dass gutes Essen bereitsteht, und letztlich muss man weniger wegwerfen.

Wenn es dir wie Nadia geht und das Vorausplanen deiner Mahlzeiten nichts für dich ist, leg dir einen Vorrat gesunder Grundnahrungsmittel in Kühl- und Küchenschrank an, sodass du dir immer ohne allzu großen Aufwand etwas zubereiten kannst.

Katia ist hingegen immer super organisiert und plant für eine Woche im Voraus:

1. Hol dir deinen Kalender und sieh nach, was ansteht. Gehst du abends aus? Überlege, wie viel Zeit du hast, nächste Woche Essen vorzubereiten und zu kochen. Wer isst noch mit? Um welche Uhrzeit esst ihr? Kannst du gleich für das Mittag- oder Abendessen am nächsten Tag mitkochen?

2. Wenn du weißt, wie viele Mahlzeiten du kochen willst, schreibst du deine Einkaufsliste für die kommende Woche. Supereinfach kannst du es dir machen, indem du alles online bestellst, wenn du im Stress bist. Aber wenn du Zeit hast oder die Nahrungsmittel sehen und eventuell anfassen möchtest, bevor du sie kaufst, gehst du besser auf den Markt oder, mit deiner Liste bewaffnet, zum Gemüsehändler und zum Metzger.

3. Überlege nach dem Einkauf, was sich für Tage, an denen du wenig Zeit hast, im Voraus zubereiten lässt. Beispielsweise kannst du Quinoa oder Kichererbsen kochen, im Kühlschrank oder im Tiefkühlfach aufbewahren und mit frischen Zutaten für ein schnelles Essen verwenden. Oder schneide Gemüse klein, als Dip dazu schmeckt ein selbst gemachter Hummus.

KATIAS VORRATS-FAVORITEN

Manch einer denkt vielleicht, dass mein Speiseplan sehr limitiert ist, weil ich ein Café betreibe, in dem es gesundes Essen gibt. Aber offen gestanden denke ich, dass in Maßen alles erlaubt ist. Bei mir zuhause gibt es auch Milchprodukte, Fleisch und Gluten!

Statt also den Speiseplan einzuschränken, warum nicht ein paar neue Sachen in den Einkaufskorb legen? Ich glaube, dass Superfood diesen Namen nur verdient, wenn es dazu beiträgt, dass du dich wirklich toll fühlst. Du solltest also lernen, in deinen Körper hineinzuhören, um herauszufinden, wie er auf verschiedene Nahrungsmittel reagiert.

Für den Anfang findest du hier ein paar Zutaten, die ich gerne vorrätig habe, weil ich sie für schnelle, einfache Rezepte für mich und meine Familie oft verwende. Das heißt nicht, dass du sofort alles kaufen sollst. Beginne einfach mit einer Auswahl davon.

Spirulina-Pulver: Spirulina ist reich an Protein und Vitaminen. Nur ein Löffel davon in einem Smoothie wirkt wie eine wahre Nährstoffbombe. Wenn meine Kinder kein Gemüse essen wollen, kann ich sie immer zu einem Smoothie verführen. Das Pulver hält sich ewig und kleine Mengen bewirken bereits sehr viel.

Blütenpollen: Blütenpollen gelten als Nahrungsmittel mit komplettem Nährstoffgehalt. Ja, sie sind teuer, aber man braucht nicht viel, nur eine Prise im Smoothie, auf dem Müsli oder auf Obst.

Kakaonibs: Diese knusprigen Stückchen aus rohen Kakaobohnen sind für sich genommen recht bitter, aber sie verleihen Müsli oder Keksen einen köstlichen Schokoladengeschmack ohne Zucker.

Kokosöl: Toll zum Kochen. Und es eignet sich sogar als Feuchtigkeitscreme oder für eine Haarkur!

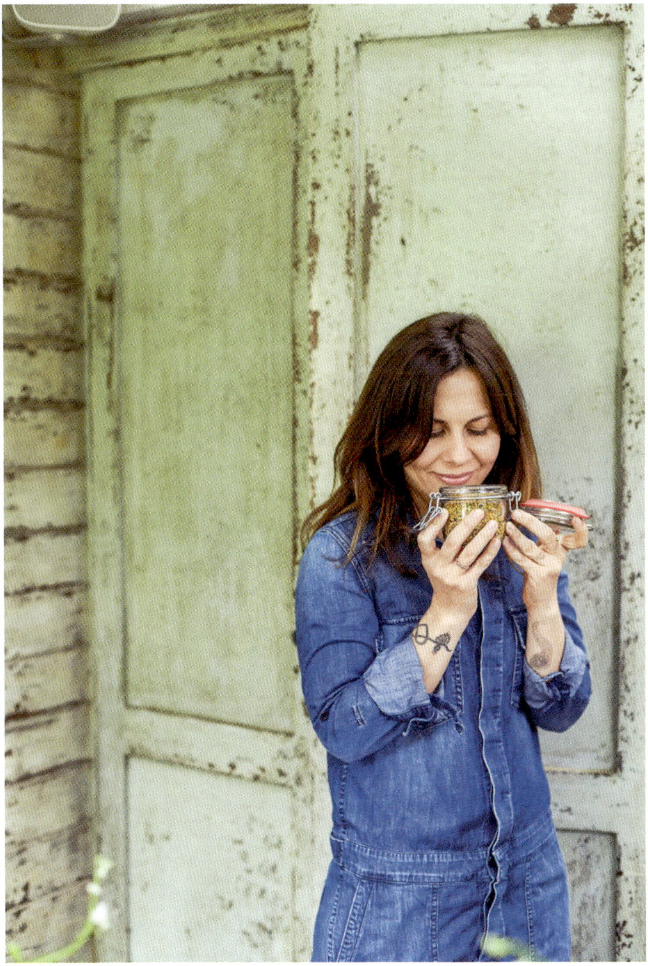

Quinoa: Die meisten Menschen kennen Quinoa bereits. Am liebsten mische ich rote und schwarze Körner, das sieht auf dem Teller sehr hübsch aus.

Chiasamen: Auch sie sind teuer, halten aber lange, wenn man sie sparsam verwendet. Sie sind reich an Protein und weil sie in Flüssigkeit aufquellen, geben sie Pudding und Smoothies Festigkeit.

Mandelmilch: Ich trinke Kuhmilch im Tee, habe aber auch mehrere andere Milchsorten vorrätig. Hafer-, Mandel- und Kokosmilch sind köstlich und weil sie originalverpackt ewig halten, kann man sich gut einen Vorrat davon anlegen.

Gefrorene Bananen: Bevor Bananen schwarz werden, schäle ich sie, packe sie in wiederverschließbare Gefrierbeutel und friere sie ein. Man kann sie gefroren in Stücke schneiden und Smoothies zufügen oder sie einfach im Standmixer ohne weitere Zutaten zu köstlichem Bananeneis pürieren.

Brunnenkresse: Wenn ich dich drängen wollte, nur eine einzige Zutat von dieser Liste in deine Ernährung mit aufzunehmen, wäre es mehr grünes Blattgemüse. Mein Favorit ist Brunnenkresse, probier aber selbst so viel wie möglich aus.

Tahini: Eine Standardzutat für selbst zubereiteten Hummus. Ich verwende sie auch gerne in Dressings oder träufle sie über gegrilltes Gemüse.

Geräuchertes Paprikapulver: Dieses leicht scharfe geräucherte Pulver verleiht jedem herzhaften Rezept einen köstlichen Geschmack – probiere es zu Hummus und gekochtem Gemüse und in Salatdressings.

Mandelbutter: Unglaublich vielseitig! Gebe sie in Smoothies, Salatdressings oder auf getoastetes Sauerteigbrot, darüber Bananenscheiben, eine Prise Zimt und etwas Honig.

Himalayasalz: Dies ist das Salz, das ich am häufigsten verwende. Es ist teurer als das handelsübliche Salz, aber ich liebe es, weil es weniger stark verarbeitet und reich an Mineralien ist. Außerdem hat es eine hübsche rosa Farbe!

ISS, WAS DIR EIN GUTES GEFÜHL SCHENKT

Wie lautet die Self-Care-Einstellung zum Essen? Iss, was du magst. Das heißt nicht, dass du wahllos alles essen sollst, sondern das, was dein Körper gerade braucht. Dies ist ein guter Moment, um dir deine Wünsche und Bedürfnisse erneut bewusst zu machen, wie in der Einführung beschrieben. Dein Körper will vielleicht die ganze Packung Kekse auf einmal, aber ist das wirklich das, was er braucht?

Versuche, Ruhe in deine Ernährung zu bringen. Sei nicht zu restriktiv oder zu streng mit dir in Bezug auf das, was du isst. Wenn wir mit unseren Kunden reden, erzählen die meisten etwas wie: »Oh, ich muss auf Zucker verzichten.« Oder auf Kaffee, Schokolade oder Weizen. Wir glauben fest daran, dass eine positive Einstellung zum Essen nicht bedeutet, dass man seinen Speisezettel einschränkt. Solange man nicht an einer Krankheit leidet, bedeutet gut zu essen nicht, dass man sich glutenfrei, zuckerfrei, milchfrei oder »clean« ernährt. Wir sehen eine ganz neue Gruppe von Menschen, die geradezu obsessiv gesund sind – zu ihnen haben wir auch mal gehört –, aber wir haben aus Erfahrung gelernt, dass es wichtiger ist, wie du isst, als was du isst. Hat Essen für dich etwas mit Liebe und Nähren zu tun? Oder mit Bestrafung und Vorstellungen von Gut und Böse?

Sich Gedanken darüber zu machen, was man isst und ob man damit Körper und Seele nährt, ist ein guter Anfang für Self-Care beim Essen. Achte auf deinen Körper, nachdem du Verschiedenes gegessen hast – fühlst du dich gut? Manche Nahrung kann eine körperliche Reaktion auslösen. Beobachte dein Energieniveau. Zucker und Kaffee sind Energiespritzen, aber brichst du danach zusammen? Wenn du etwas Schweres isst, etwa einen Burger, bist du danach sicher müde. Dein Körper benötigt dann nämlich Energie, um ihn zu verdauen. Daher wirst du träge. Das ist in Ordnung, wenn ein ruhiger Nachmittag vor dir liegt, aber nicht, wenn du zu tun hast.

Wie man auf Nahrung reagiert, ist individuell sehr verschieden. Es lohnt sich, sich die eigene Reaktion bewusst zu machen. Wenn du auf deinen Körper hörst, wird er dir signalisieren, was du brauchst.

BEWUSST ESSEN

Wenn du isst, während du verärgert, gestresst oder gelangweilt bist, tust du dir meist nichts Gutes – insbesondere nicht, wenn du versuchst, unangenehme Gefühle wie Traurigkeit oder Schuld hinunterzuschlucken. In einer solchen Situation ernährst du dich vermutlich nicht nur ungesund, wahrscheinlich kaust du deine Nahrung auch nicht richtig, sodass sie schwer verdaulich ist und du dich noch schlechter fühlst.

Eine andere Form gedankenlosen Essens spielt sich vor dem Fernseher ab. Oder wenn man schnell im Gehen oder beim Autofahren isst.

Wenn du lernen möchtest, dein Essen zu genießen und deine Verdauungsorgane bei ihrer Arbeit zu unterstützen, stell dir folgende Fragen:

* Wann und wo esse ich gedankenlos?
* Wenn ich das tue, wie fühle ich mich?

Wenn du dich dabei ertappst, so zu essen, halte inne und atme mehrmals tief ein und aus. Frage dich:

* Muss ich noch mehr essen? Oder bin ich satt?

Nimm dir mit dem nächsten Bissen die Zeit und mach dir die Mühe, die Geschmäcker und auch die Textur deines Essens wahrzunehmen. Schmecke, genieße und kaue es und lass dir von deinem Körper sagen, wann du satt bist.

Wenn du es dir zur Gewohnheit machst, über dein gedankenloses Essen zu reflektieren, ist das schon der erste Schritt zu bewusstem Essen.

ESSEN ALS SELF-CARE

Das Wichtigste ist, dass du dir über deine persönlichen Ernährungsbedürfnisse klar wirst. Zusätzlich findest du hier ein paar Tipps, wie du dich um deinen Körper kümmern und ihn richtig ernähren kannst:

* Bereite für jede Mahlzeit möglichst viele verschiedene Gemüsesorten zu, insbesondere, wenn du für Kinder kochst. Wenn deine Familie gerne Fleisch isst, plane mindestens zwei vegetarische Mahlzeiten pro Woche ein.

* Koche möglichst oft frisch. So weißt du genau, was du isst, denn es gibt keine versteckten Zutaten.

* Reduziere industriell vorgefertigte und gezuckerte Nahrung. Du musst deinen Kindern (oder dir) keine Chips oder Süßigkeiten verbieten, aber wenn du sie nicht kaufst, werden sie schon mal nicht einfach so nebenher gegessen.

* Wenn du kannst, versorge dich mit Bio-Fleisch und Bio-Milchprodukten. Wir beispielsweise kaufen Obst und Gemüse aus der Region oder auf einem Bauernmarkt. Das kostet vielleicht etwas mehr, aber betrachte dies als Investition in deine Gesundheit und als Unterstützung der Händler vor Ort. Wenn dir das nicht möglich ist, fühl dich nicht schlecht, nur weil du nicht einer Idealversion deiner selbst, die mit einem Weidenkorb auf dem Bauernhof einkaufen geht, entsprichst. Tu das, was geht. Wichtig sind die Schritte, nicht Perfektion.

* Zucker ist Zucker, ob in Honig, Ahornsirup, Reissirup, Malz- oder Kokoszucker. Wir kochen oft mit weniger stark raffiniertem Muscovadozucker. Er enthält im Vergleich zu weißem Zucker ein paar Nährstoffe mehr, etwa Eisen, Kalium und Magnesium, aber nicht genug, um gesund zu sein!

* Nimm dir Zeit zum Essen. Viele schlingen schnell unterwegs ein Sandwich hinunter oder merken irgendwann am Nachmittag, dass sie nicht zu Mittag gegessen haben. Das ist nicht Self-Care, das ist ein Leben im Kampf und auf der Flucht mit hohem Adrenalinpegel und gestresstem Verdauungssystem.

HALTE DIE MAHLZEITEN HEILIG

Egal, ob du in Gesellschaft isst oder allein, betrachte die Essenszeit als heilig. Diese Regel mag dir sehr seltsam vorkommen, wenn du normalerweise dabei fernsiehst, liest oder auf einen Bildschirm schaust, aber probiere es einmal.

Wenn du Familie hast und deine Kinder den Aufstand proben, weil du eine andere Essensweise einführen möchtest, esst doch möglichst zumindest einmal pro Woche so, dass ihr alle zusammen am Tisch sitzt und vollkommen entspannt seid – vielleicht am Freitagabend oder am Sonntagmittag.

Wenn du allein lebst, kannst du dich mit deinen besten Freunden oder Freundinnen, die dir nahe stehen, regelmäßig zum Essen verabreden. Ihr könnt eventuell abwechselnd füreinander kochen und du brauchst nicht immer allein zu essen.

Denk daran: Essen soll Spaß machen und nicht allein der Nahrungsaufnahme dienen.

* Der Esstisch ist der Ort, wo die Mahlzeiten gemeinsam genossen werden. Da dies die einzige Zeit ist, in der ihr alle zusammen seid, würdigt sie entsprechend. Dies ist nicht der richtige Moment, um ein Kind (oder einen Erwachsenen!) zu belehren oder ein schwieriges Thema zu diskutieren.

* Am Tisch sollten sich keine elektronischen Geräte befinden – auch keine Bücher oder Zeitungen (gut, beim Frühstück kann man eine Ausnahme machen).

* Es gibt möglichst immer etwas Selbstzubereitetes, die Gerichte werden jedes Mal von einem anderen Familienmitglied zubereitet.

* Präsentiere das Essen schön, entweder in Schüsseln auf dem Tisch oder direkt auf den einzelnen Tellern.

* Decke den Tisch hübsch. Hier bietet sich eine Gelegenheit, kreativ zu werden.

* Sprich über deinen Tag oder deine Woche und lasse auch alle anderen erzählen.

* Führe ein Ritual ein, beispielsweise eine Danksagung für das Essen oder das Heben der Gläser mit gegenseitigem Zuprosten, das vom Herzen kommt.
* Sprecht einmal pro Woche reihum aus, wofür jeder von euch in dieser Woche Grund hat, dankbar zu sein.
* Nehmt euch Zeit für eine entspannte Mahlzeit und erinnert die Kinder daran, nicht zu hastig zu essen und gründlich zu kauen.
* Öffne dein Zuhause für Gäste oder Menschen, die keine Familie haben oder von ihr getrennt wohnen. Es ist immer schön, andere zum Essen einzuladen. Koche das Lieblingsessen dieser Personen, damit sie sich willkommen fühlen.

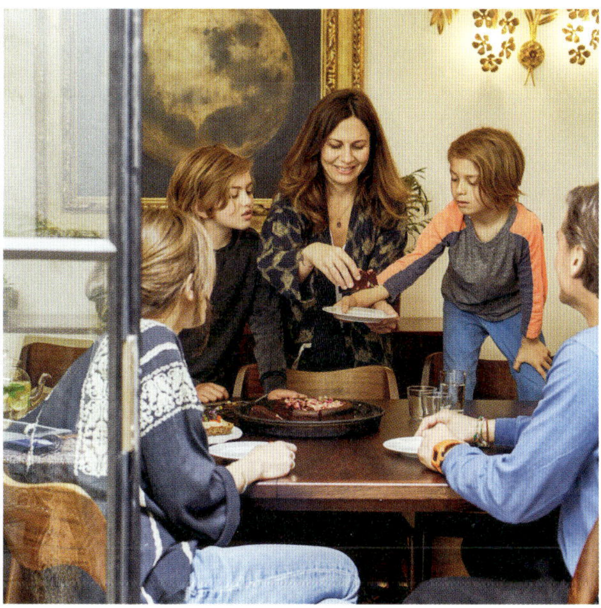

VOM VERGNÜGEN, ALLEIN ZU ESSEN

Wenn du allein isst, denkst du vielleicht, dass sich dafür kein Aufwand lohnt. Aber du kannst jede Mahlzeit nutzen, um dich zu verwöhnen, den Moment wertzuschätzen und auch dich selbst. Behandle dich wie deinen eigenen Gast!

* Leg Musik auf und genieße das Vorbereiten und Kochen der Mahlzeit. Auch wenn du nur einen Salat machst, bereite ein leckeres Dressing dafür zu. Gibt es Toastbrot, iss dazu gehackte Kräuter oder einen Salat. Stell dir vor, du machst dieses Essen für jemanden, den du liebst – mach daraus etwas Besonderes.

* Richte dein Essen auf einem schönen Teller hübsch an. Es muss sich nicht für Instagram eignen (nicht alles, was man isst, muss fotografiert werden), aber es sollte einladend auf dich wirken. Wenn du stolz auf die schöne Mahlzeit bist und darauf, dass du sie nur für dich zubereitet hast, bekommst du Lust, dir öfter etwas Gutes zu gönnen.

* Wir müssen zugeben, dass wir manche unserer Mahlzeiten, die wir allein essen, eilig am Küchentresen hinunterschlingen – kein gutes Self-Care! Nimm dir vor, dich an einen Tisch zu setzen und langsam zu kauen, um deiner Verdauung die maximale Chance zu geben, noch den kleinsten guten Bestandteil aus der Nahrung zu erwischen. Es ist nicht immer einfach, sich ruhig zum Essen hinzusetzen, das wissen wir, aber wenn du es regelmäßig schaffst, kann es dir zur Gewohnheit werden. Wenn du beim Essen einen Film sehen möchtest, tu es, aber möglichst nichts Stressiges oder Brutales.

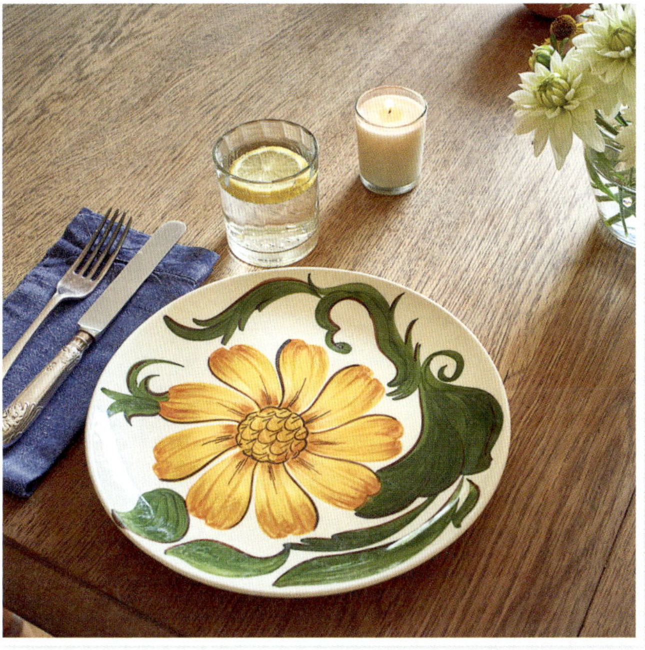

SCHOKOLADENKUCHEN MIT ROTER BETE

Ein sehr gut sättigender, saftiger Schokoladenkuchen; die eisenhaltige Rote Bete verleiht ihm eine erdige Note. Im Café ist dieser Kuchen so beliebt, dass er eine eigene Persönlichkeit angenommen hat – wir nennen ihn die eiserne Jungfrau.

8 Portionen

200 g Butter

200 g dunkle Schokolade (70 % Kakao), in Stücke gebrochen

250 g gekochte vakuumierte Rote Bete (ohne Essig)

5 Eier

3 EL Kakaopulver

250 g Kokosblütenzucker oder heller Muscovadozucker

1 TL Backpulver (für einen glutenfreien Kuchen verwende ich glutenfreies Backpulver)

¼ TL Vanilleextrakt

240 g gemahlene Mandeln

1 Prise Salz

getrocknete Rosenblätter als Dekoration (optional)

Den Ofen auf 190 °C vorheizen und eine Kuchenform von 20 cm Durchmesser mit Backpapier auslegen.

Die Butter und die Schokolade in einer Glasschüssel über einem Topf mit sanft köchelndem Wasser zum Schmelzen bringen. Der Schüsselboden darf nicht mit dem Wasser in Berührung kommen. Ist die Schokolade flüssig, die Schüssel beiseitestellen und abkühlen lassen.

Die Rote Bete in der Küchenmaschine kurz auf hoher Stufe pürieren, dann Eier, Zucker, Kakaopulver, Backpulver und Vanilleextakt in die Schüssel geben. Die abgekühlte Schokoladen-Butter-Mischung zugeben und stoßweise gut durchmischen. Zum Schluss die gemahlenen Mandeln und Salz zufügen und kurz vermengen.

Diesen Teig in die vorbeitete Kuchenform geben und 45–60 Minuten backen. Der Kuchen ist fertig, wenn die Masse beim Herausnehmen aus dem Ofen steif ist.

Keine Sorge, wenn der Kuchen einen Riss hat – er soll so aussehen!

Vor dem Servieren nach Belieben mit Rosenblättern dekorieren.

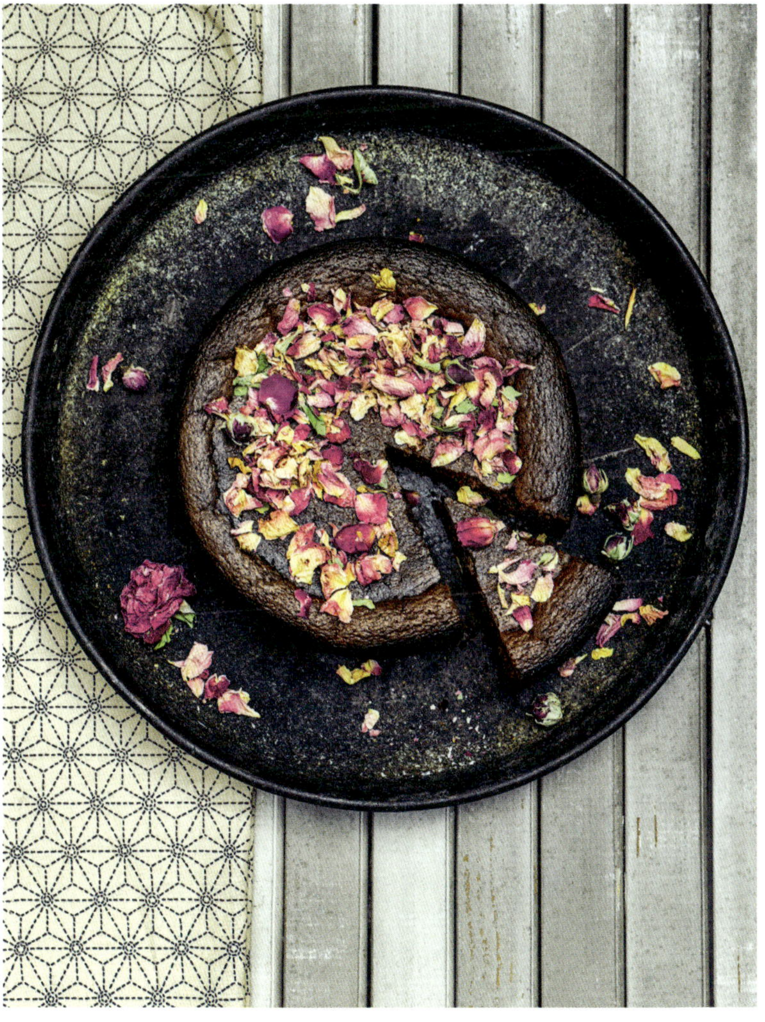

LACHSSPIESS MIT GRIECHISCHEM REIS UND JOGHURTDRESSING

Ein supereinfaches, schnelles Mittag- oder Abendessen, das man auch nach einem langen Tag noch zubereiten kann. Sag deinem Fischhändler, dass du Spieße machst, denn wenn der Lachs zu klein gewürfelt ist, zerfällt er beim Garen. Verwendest du Lachsfilets aus dem Supermarkt, entfernst du nur die Haut mit einem scharfen Messer und würfelst die Filets.

4 Spieße

Saft von 1 Bio-Zitrone

1 TL Olivenöl

2 Knoblauchzehen, zerdrückt und fein gehackt

16 Lachswürfel

1 Zucchini, vertikal halbiert und in Halbmonde geschnitten

8 Kirschtomaten

½ Zwiebel, vertikal in drei Stücke geschnitten

Salz und frisch gemahlener schwarzer Pfeffer

100 g Naturjoghurt, servierfertig

Zuerst Zitronensaft, Olivenöl und Knoblauch in einer flachen Schale vermengen, dann die restlichen Kebab-Zutaten zufügen und mit Salz und Pfeffer würzen. Abdecken und im Kühlschrank 30 Minuten marinieren.

Währenddessen 4 Holzspieße zum Vollsaugen in Wasser legen, dann den Reis zubereiten. Die Butter und das Olivenöl in einem Topf leicht erhitzen und die Zwiebel darin 10–15 Minuten glasig dünsten. Den Reis zugeben und 5 Minuten anbraten, bis jedes Korn von Öl umhüllt ist. Den Reis nicht am Boden anhaften lassen.

Die Brühe zugießen, den Topf abdecken und die Flüssigkeit zum Kochen bringen. Dann den Deckel abnehmen und den Reis bei schwacher Temperatur etwa 20 Minuten köcheln lassen, bis er die Flüssigkeit aufgenommen hat (wie lang das dauert, hängt vom Reis ab, kontrolliere ihn ab und zu). Die Herdplatte ausschalten, den Topf wieder abdecken und den Reis weitere 15 Minuten ziehen lassen.

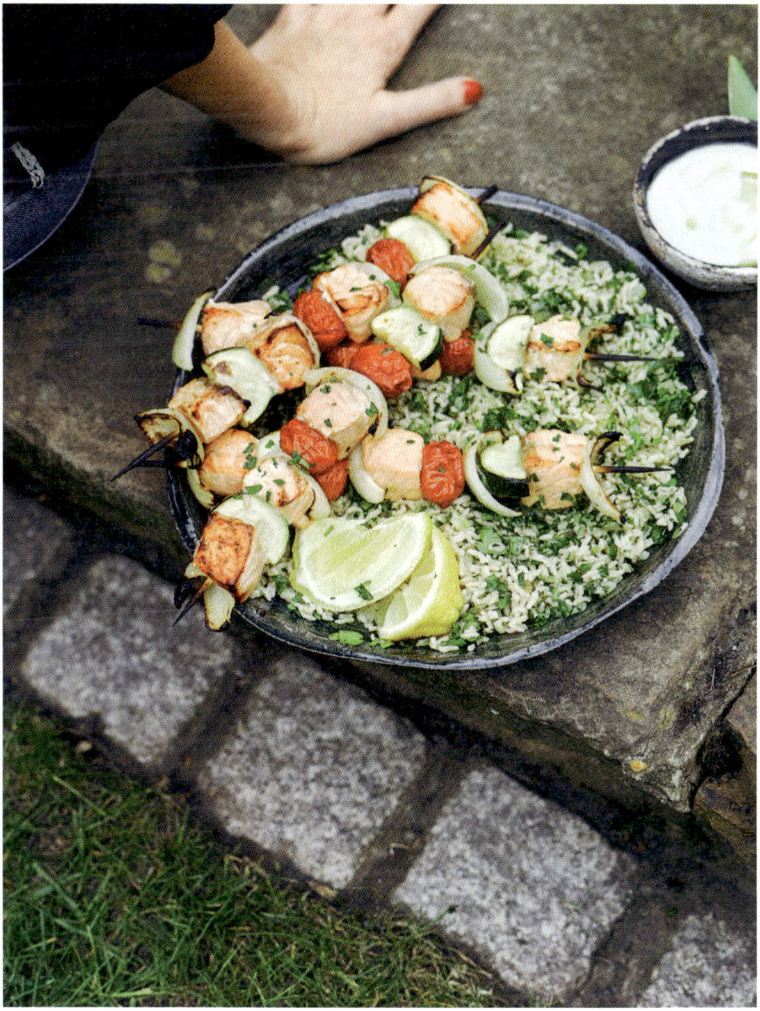

Für den griechischen Reis

1 TL Butter

1 TL Olivenöl

½ Zwiebel, fein gehackt

200 g Reis (Ich verwende Schnellkoch-Naturreis)

500 ml Hühner- oder Gemüsebrühe

1 kleiner Bund Petersilie, gehackt

1 TL Zitronensaft

Den Grill auf höchster Stufe erhitzen und den Grillrost mit Alufolie auslegen. Die eingeweichten Grillspieße bestücken und die Marinade beiseitestellen. Ich nehme für jeden Spieß 4 Lachswürfel, 4 Zucchinistücke, 2 Tomaten und 3 Zwiebelscheiben.

Die Spieße auf den Grillrost legen. Der Lachs wird vor allem in der Marinade gar, unter dem Grill wird er ganz fertig; das Gemüse wird erhitzt und auf Wunsch angebräunt. Die Spieße 10 Minuten grillen und zwei- bis dreimal wenden, damit sie gleichmäßig garen.

Die restliche Marinade kurz aufkochen und in den Joghurt rühren.

Wenn die Spieße fertig sind, die gehackte Petersilie und den Zitronensaft unter den Reis rühren. Den Reis auf Tellern anrichten, die Spieße darauflegen und die Joghurtsauce bereitstellen, sodass sich jeder davon nehmen kann.

GEBACKENE SÜSSKARTOFFEL-WEDGES MIT POCHIERTEN EIERN

Dieses Gericht sieht wunderschön aus wie der goldene Sonnenschein. Es eignet sich toll als Frühstück, Mittag- oder Abendessen, sättigt und ist sehr einfach zuzubereiten. Möchtest du etwas Gemüse ergänzen, passen gedünsteter Spinat oder Brokkoli perfekt. Pochierte Eier können eine Herausforderung sein, gelingen in einer speziellen Pochierpfanne aber immer. Du kannst die Eier aber auch einfach in der Pfanne braten.

2 Portionen

1 große Süßkartoffel (500–600 g), halbiert und in Wedges geschnitten

Salz und frisch gemahlener schwarzer Pfeffer

1 Prise geräuchertes Paprikapulver

2 TL Olivenöl

2 Eier

Den Ofen auf 190 °C vorheizen.

Die Süßkartoffel-Wedges auf ein Backblech legen und mit Salz, Pfeffer, geräuchertem Paprikapulver und Olivenöl einreiben, sodass sie vollständig von den Gewürzen bedeckt sind. Anschließend im Ofen etwa 30 Minuten goldbraun backen.

10 Minuten, bevor die Süßkartoffeln gar sind, die Eier zubereiten. Das Wasser in einer Pochierpfanne zum Kochen bringen und die kleinen Eierhalter mit etwas Butter oder Olivenöl einfetten. Die Eier in die Pfanne schlagen und 3½ Minuten kochen, bis das Eiweiß weiß und gestockt, das Eigelb aber noch flüssig ist.

Die Süßkartoffel-Wedges auf zwei Tellern anrichten, dann die Eier darübergleiten lassen. Mit Olivenöl beträufeln, mit je einer Prise Salz und Pfeffer würzen und beherzt zugreifen!

4 Portionen

1 Bund Brunnenkresse (ca. 100 g)
100 g Sonnenblumenkerne
80 g Parmesan, gerieben
Bund Basilikum (ca. 10 g)
3 TL Chiliöl (oder ¼ frische rote Chilischote)
Saft von 1½ Zitronen
¼ TL Salz
1 Knoblauchzehe, grob gehackt
1 Prise schwarzer Pfeffer

BRUNNENKRESSE-PESTO

Ich liebe dieses Pesto, weil es supergesund und köstlich ist. Es passt nicht nur zu Pasta, sondern auch zu Zucchini oder Süßkartoffelspiralen, als Belag auf Toast oder gerösteten Butternusskürbishälften.

Die Brunnenkresse zuerst in den Mixer geben, da sie sich dann besser pürieren lässt, erst anschließend die anderen Zutaten zufügen. Bis zur gewünschten Konsistenz pürieren – gegebenenfalls noch etwas Öl zugeben. Ich mag es, wenn das Pesto noch ein wenig Textur und Biss hat. Sofort verwenden oder in einem luftdichten Behälter im Kühlschrank bis zu 3 Tagen aufbewahren.

Ergibt ca. 200 ml

60 ml Wasser
60 ml Olivenöl
1 daumengroßes Stück Ingwer, geschält und grob gehackt
1 Knoblauchzehe, geschält und grob gehackt
½ rote Chilischote, entkernt und grob gehackt
2 TL weißes Miso
Basilikum (ca. 25 g)
1 TL Ahornsirup
Saft von 1 Limette

KNALLGRÜNES DRESSING

Wir haben das knallgrüne Dressing auch mit anderen Miso-Sorten zubereitet und probiert. Da diese ziemlich salzig sein können, verwenden wir im Café nur das süße weiße Miso. Dieses Dressing passt sehr gut zu Salaten, Quinoa und jedem Gemüse.

Alle Zutaten in einen Mixer geben und glatt pürieren. Sofort verwenden oder in einem luftdichten Behälter im Kühlschrank bis zu 4 Tage aufbewahren.

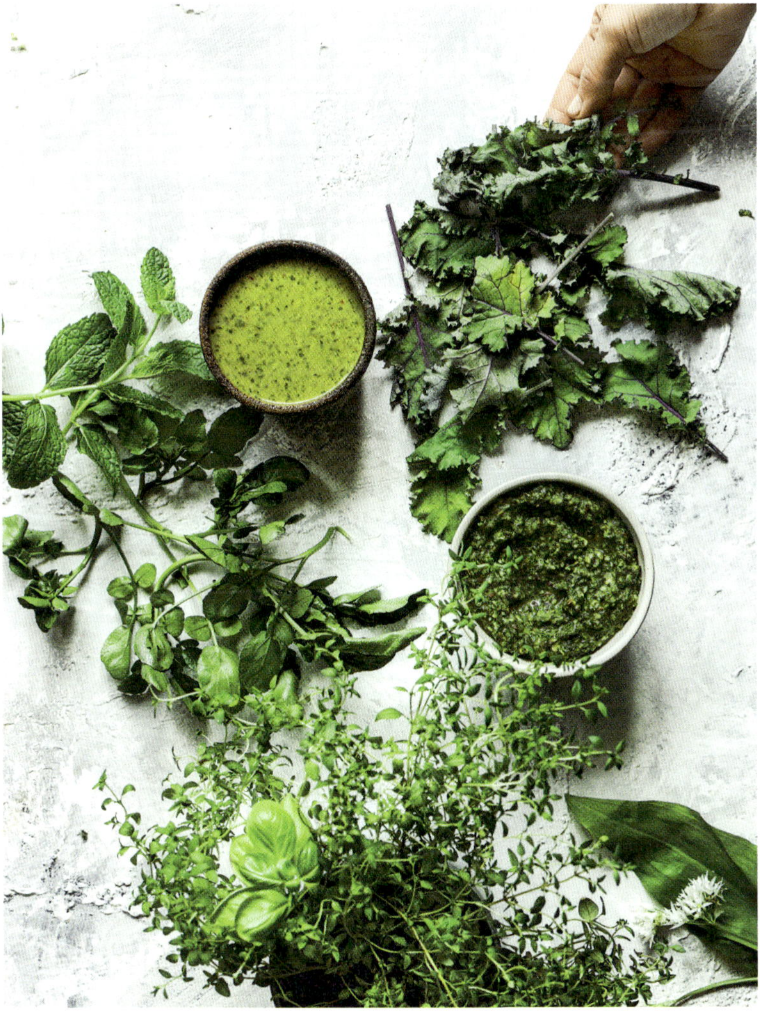

BAU DEINE RESSOURCEN AUF

»Du musst bereit sein, grundlos glücklich zu sein.«
Andy Warhol

Stell dir Self-Care wie ein Sparkonto vor. Wenn wir sparen, legen wir jeden Monat einen kleinen Geldbetrag für magere Zeiten oder einen Notfall beiseite. Genauso summieren sich unsere Kräfte, wenn wir regelmäßig etwas Self-Care betreiben.

Wenn du viel Zeit und Energie hast, ist das der ideale Augenblick, um das Sparkonto deines Körpers aufzufüllen und für höhere Zinsen zu sorgen. Indem du dir etwas Gutes tust, erweiterst du deine Ressourcen. So verfügst du über Reserven, wenn die Anforderungen des Lebens – beispielsweise der Alltag in der Stadt, Stress, Müdigkeit oder belastende Situationen, für die du all deine Kräfte brauchst – dich zu überwältigen drohen.

Überlege mal, was du das letzte Mal gemacht hast, als du 30 Minuten Zeit hattest. Hast du im Internet nach Dingen geschaut, die du nicht brauchst, oder Instagram durchforstet? Diese Arten von Aktivitäten füllen dein Self-Care-Konto kaum auf.

Wenn du gedanklich zu den endlosen Episoden der *Real Housewives* abschweifst, begibst du dich in den roten Bereich von Self-Care, wenn du hingegen eine Sendung schaust, die dir unglaublich gut gefällt, die dich zum Strahlen, Lachen oder Weinen bringt … nun, dann kommst du der Sache schon näher.

Noch besser ist es, wenn du etwas tust, das dich auf noch tiefer gehende Weise erfüllt. Betreibe Self-Care, indem du dich mit Menschen verbindest, kreativ bist, etwas Neues lernst oder einem Bedürftigen etwas spendest. So stärkst du deine Ressourcen. Und so kümmerst du dich um dich, deine Seele – und dein Self-Care-Konto – aus deinem tiefsten Inneren heraus.

Wie funktioniert Self-Care also in der Praxis? Stell dir vor, es ist Freitagabend, du bist erschöpft, hast eine anstrengende Arbeitswoche hinter dir und bist zur Geburtstagsparty deiner Freundin eingeladen. Du weißt, dass es ihr viel bedeutet, dass du kommst.

Vielleicht hast du die Angewohnheit, gleich nach der Arbeit Alkohol zu trinken, um für den Abend fit zu sein. Versuche stattdessen, dich so zu organisieren, dass du ein 20-minütiges Nickerchen einlegen kannst. Vielleicht gehst du etwas später zur Party? Wenn du nicht schlafen kannst, hilft dir möglicherweise ein schönes, langes Bad. Oder leg dich einfach fünf Minuten aufs Ohr. Was du brauchst, ist etwas Ruhe, um deine Kraftreserven zwischen zwei Verpflichtungen wieder aufzufüllen.

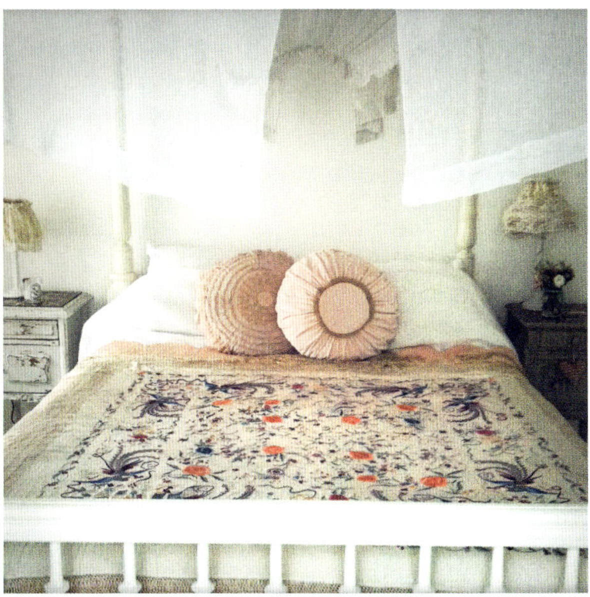

WAS STEHT AUF DEINER RESSOURCENLISTE?

Damit dein Self-Care-Konto in den schwarzen Zahlen bleibt, überlege einmal ganz in Ruhe, bei welchen Aktivitäten du dich gut fühlst und was dich so richtig aufbaut. Schreib auf, welche Dinge dich entspannen, dich zufriedenstellen oder dein bestes Ich zutage fördern.

Hier sind ein paar Beispiele von Dingen, die uns gut tun.

* Um 22.30 Uhr schlafen gehen (na gut, 23.00 Uhr!). Wenn du an den meisten Abenden früh und ungefähr zur selben Zeit zu Bett gehst, sorgst du für einen guten Schlaf.
* Nimm dir jede Woche Zeit, deine privaten Freundschaften zu pflegen und mit deinen unbeschwertesten, lockersten und positivsten Freundinnen auszugehen, in deren Gesellschaft du vollkommen du selbst sein kannst.
* Bewege dich. Such dir eine Sportart, die dir wirklich viel Spaß macht, sodass sie sich für dich nicht wie Arbeit anfühlt.
* Ein Nickerchen. Wenn du das mitten am Tag hinbekommst, hast du gewonnen. Stell dein Handy auf Flugmodus, hole dir deine weichste Decke und kuschle dich 20 Minuten (oder länger, wenn du Glück hast!) aufs Sofa.
* Ein langes, opulentes Bad mit ätherischen Ölen. Rose oder Weihrauch sind Luxus pur, Lavendel beruhigt, Bergamotte oder Mandarine wirken anregend.
* Lebe im Jetzt. Wenn deine Gedanken ständig damit beschäftigt sind, was du morgen, nächste Woche oder nächsten Monat erledigen musst, stresst du dich.

* Nimm nichts persönlich. Das zehrt nur an deinen Kräften, wenn du ständig denkst, warum haben die anderen dies oder jenes gesagt. Oder: Wie konnten sie dieses oder jenes nur tun? Die Menschen tun alle möglichen Dinge, weil alles Mögliche in ihrem Leben passiert. Vielleicht erfährst du die Beweggründe dahinter niemals, aber sehr wahrscheinlich haben sie nichts mit dir zu tun.

* Such dir Herausforderungen, um dich stolz zu machen. Alles, was du zum ersten Mal tust, ruft Ängste hervor, ob du dein erstes Kind bekommst, ein Unternehmen gründest oder vor Menschen sprechen willst. Wenn du vor einer schwierigen Aufgabe stehst, handle nach dem Motto »Spüre die Angst und tu es trotzdem«. Du wirst dich unglaublich gut fühlen, wenn du dich überwunden hast, und falls nicht, hast du es wenigstens probiert.

PLANE DEIN SELF-CARE

Mach Self-Care zur Priorität, indem du Termine dafür in deinem Kalender vermerkst. Du brauchst nicht gleich am Anfang jeden Tag etwas dafür zu tun (auch wenn das ideal wäre), such dir einfach drei oder vier Dinge aus, die in deine Woche passen.

Statt etwas von dem, was du nicht machen willst, einfach wegzulassen, nimm neue, liebevolle Gewohnheiten auf. Lass das, was dir gut tut, wachsen. Das kann etwas so Einfaches sein wie früh schlafen zu gehen oder etwas so Kurzes wie eine fünfminütige Meditation. Fünf Minuten hat man leicht mal übrig und das ist ein guter Anfang.

Je mehr du von dem tust, was dir ein gutes Gefühl schenkt, desto besser fühlst du dich – und desto öfter willst du es. So entwickelt sich ein positiver Kreislauf.

SELF-CARE IN WENIGER ALS FÜNF MINUTEN

Wenn du das Glück hast, mehr Zeit als fünf Minuten zu haben, kannst du all die folgenden Übungen natürlich länger machen. Stell dir einen Wecker für die Zeit, die dir zur Verfügung steht, und gib dich der Übung dann vollkommen hin, selbst wenn sie dir zuerst vielleicht etwas merkwürdig vorkommt.

* Schüttle dich. Steh auf, beuge die Knie etwas und hüpfe leicht, ohne die Füße vom Boden zu lösen. Streck die Arme über den Kopf nach oben, schüttle deine Handgelenke aus und hüpfe weiter aus den Knien. Schüttle das rechte Handgelenk aus, dann den ganzen rechten Arm. Schüttle dein linkes Handgelenk aus, dann deinen ganzen linken Arm. Schüttle dein rechtes Fußgelenk aus, dann dein ganzes rechtes Bein, dann das linke Fußgelenk und das ganze linke Bein. Schüttle zum Schluss deinen ganzen Körper aus.

* Tanze zu einem deiner Lieblingssongs. Schließe einfach die Augen, bewege dich und hoffe, dass niemand zuschaut. Und selbst wenn!

* Probiere die beruhigende Atmung: Atme ein, während du bis vier zählst, dann aus, während du bis vier zählst. Atme dann ein und zähle bis vier, atme aus und zähle bis sechs; atme schließlich ein und zähle bis vier, atme aus und zähle bis acht.

* Sitz einfach. Lehn dich entspannt in einen Sessel, sodass sich dein Körper wirklich ausruht, und schließ die Augen. Achte auf die Teile deines Körpers, die angespannt sind. Versuche in sie hineinzuatmen, um sie zu lockern.

* Probiere einmal Trockenbürstenmassagen; sie beleben unglaublich und sind sehr gut für das Lymphsystem, das für deine Immunkraft zuständig ist. Mach diese Massage vor deiner morgendlichen Dusche. Du brauchst dafür allerdings eine

spezielle Bürste, die es aber in den meisten Drogerien zu kaufen gibt. Massiere deinen Körper in Kreisen und dann mit großen Bewegungen zum Herzen hin. Wenn du keine Bürste hast, kannst du auch deine Fingerspitzen einsetzen. Übe starken Druck auf deine Beine, Arme und den Rumpf aus und streiche stets zum Herzen hin.

* Lies ein paar Seiten in einem inspirierenden Buch. Leg dir einen Stapel Bücher neben das Bett, auf einen Tisch neben deinem Lieblingssessel oder auf deinen Schreibtisch, sodass du schnell ein paar Absätze oder Seiten darin lesen kannst, wenn du etwas Inspiration brauchst. Es sollten Bücher sein, die dir gute Laune machen und die nichts mit Pflichten, Arbeit oder Elternsein zu tun haben.

* Geh hinaus in die Natur, auch wenn es nur ein Fleckchen Grün zwischen zwei Gebäuden ist. Schau in den Himmel. Nimm ein paar tiefe Atemzüge.

* Probiere eine fünfminütige einfache Meditation. Sitze ruhig und achte auf deinen Atem. Nimm es zur Kenntnis, wenn dein Geist abschweift, und kehre zu deinem Atem zurück. Beobachte, wie ruhig und zentriert du dich danach fühlst – das könnte der Beginn einer schönen Gewohnheit werden.

* Ruhe im Dunkeln. Stell dir den Wecker für die Zeit, die du brauchst, schließe die Vorhänge, leg dich auf dein Bett und setze dir eine Schlafmaske auf, um das Licht vollständig abzuschirmen. Ruhe dann einfach eine Zeit lang.

* Dusche kurz. Tröpfle etwas von dem ätherischen Öl, das du am liebsten magst, auf den Boden der Dusche, sodass dich sein Duft einhüllt, wenn es mit dem Wasserdampf aufsteigt. Pfefferminze ist beispielsweise ein schönes, anregendes Öl, das für klare Gedanken sorgt.

WIE MAN SICH GUTE GEWOHNHEITEN ZULEGT

Wir alle möchten uns im Alltag so verhalten, dass wir vorankommen und uns mühelos etwas Gutes tun. Vermutlich musst du dich nicht dazu zwingen, dir jeden Morgen die Zähne zu putzen – du tust es, ohne darüber nachzudenken. Je mehr gute Angewohnheiten wir entwickeln, desto besser geht es uns. Im Kundalini-Yoga geht man davon aus, dass sich Gewohnheiten zum Positiven wenden lassen, indem man etwas täglich tut. Demnach gilt, dass man

in 40 Tagen eine negative Gewohnheit ablegt,

in 90 Tagen eine neue Gewohnheit erwirbt,

in 120 Tagen diese neue Gewohnheit verinnerlicht,

in 1000 Tagen die neue Gewohnheit meistert.

Und so setzt du diesen Prozess um: Als Erstes wählst du deine neue Gewohnheit oder Self-Care-Praxis aus. Willst du jeden Tag etwas Yoga machen oder meditieren oder dein Smartphone abends etwas früher ausschalten?

Was auch immer du vorhast: Zeichne einen Kalender auf ein kariertes Blatt Papier. Gib dir 40, 90 oder sogar 120 Tage Zeit und ergänze für jeden Tag ein Kästchen.

Setze jeden Tag, nachdem du deine neue Gewohnheit ausgeführt hast, ein Häkchen in das dafür vorgesehene Kästchen. Beobachte, wie es dir nach 40 Tagen geht. Schreib auf, was du empfindest, behalte deine Gewohnheit bei und überlege nach 90 Tagen, ob du dich anders fühlst als nach 40 Tagen. Fahre so fort.

Bald wird das Gute in deinem Leben wachsen und du wirst deutlicher spüren, was sich gut anfühlt und was nicht.

Du brauchst dir Veränderungen nicht zu erkämpfen; sobald du beginnst, auf das zu achten, was du dir in deinem Leben wünschst, wirst du feststellen, dass sie sich wie von selbst einstellen.

> Nadia: *»Jahrelang probierte ich, auf meine (sehr wenigen) Zigaretten zu verzichten, die ich in Gesellschaft rauchte. Es war mein letztes Laster, nur die eine Zigarette mit einer Freundin oder auf einer Party. Vor einer Party sagte ich immer zu mir: Du rauchst nicht. Wie kannst du nur rauchen? Du bist Yoga-Lehrerin, Herrgott noch mal. Yoga-Lehrer rauchen nicht! Ich wusste, dass mir weder der Geschmack, der Geruch noch das Bedauern danach gefallen würden, aber ich rauchte immer eine, weil es Spaß machte, cool war und auch ein bisschen verrucht.*
>
> *Ich hörte schließlich auf ›zu versuchen‹ nicht zu rauchen. Stattdessen machte ich mir bewusst, wie eine Zigarette schmeckte, wie sich mein Körper danach anfühlen und wie meine Haut am nächsten Tag aussehen würde.*
>
> *Mit dieser neuen Perspektive betrachtete ich mich beim nächsten Mal von außen. Und ich dachte daran, was das Rauchen innerlich mit mir anstellte. Beide Bilder waren grässlich. Ich brachte es nicht mehr fertig, mir auch nur noch eine einzige Zigarette anzuzünden. Nun ist das drei Jahre her und seither hatte ich kein einziges Mal mehr das Verlangen danach. Ich war bereit.«*

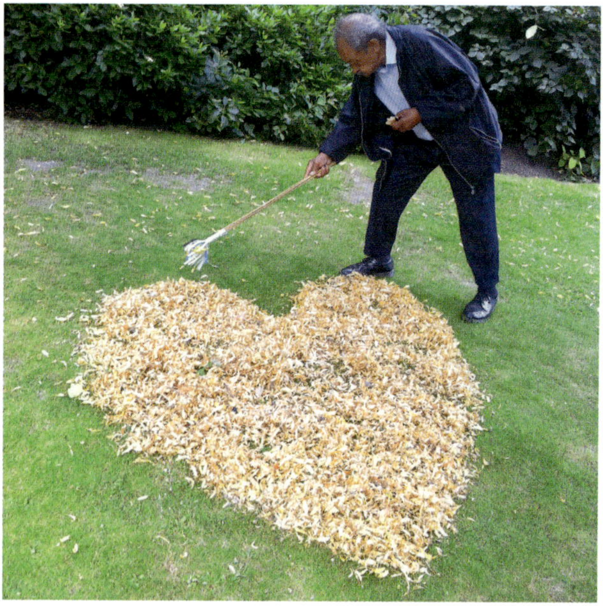

WIE DU DIE LIEBE IN DEINEM LEBEN WACHSEN LÄSST

* Horche in dich hinein. Nimm wahr, wie du dich fühlst. Mach dies jeden Tag, wenn du kannst, sogar mehrmals täglich.
* Frage dich, wie sich die Liebe für dich anfühlt. Nicht nur die romantische Liebe, sondern auch die Liebe zu anderen, zu unserem Planeten, zu dir selbst.
* Wann fühlst du dich mit der Liebe nicht verbunden?
* Frage dich, wie sich Liebe und Fürsorge zu dir selbst jetzt, in diesem Augenblick, anfühlen würden.
* Was könntest du jetzt, in diesem Augenblick, tun, um mehr Liebe in deinem Leben zu spüren?
* Tu heute etwas Liebevolles für dich.

Hoffnung

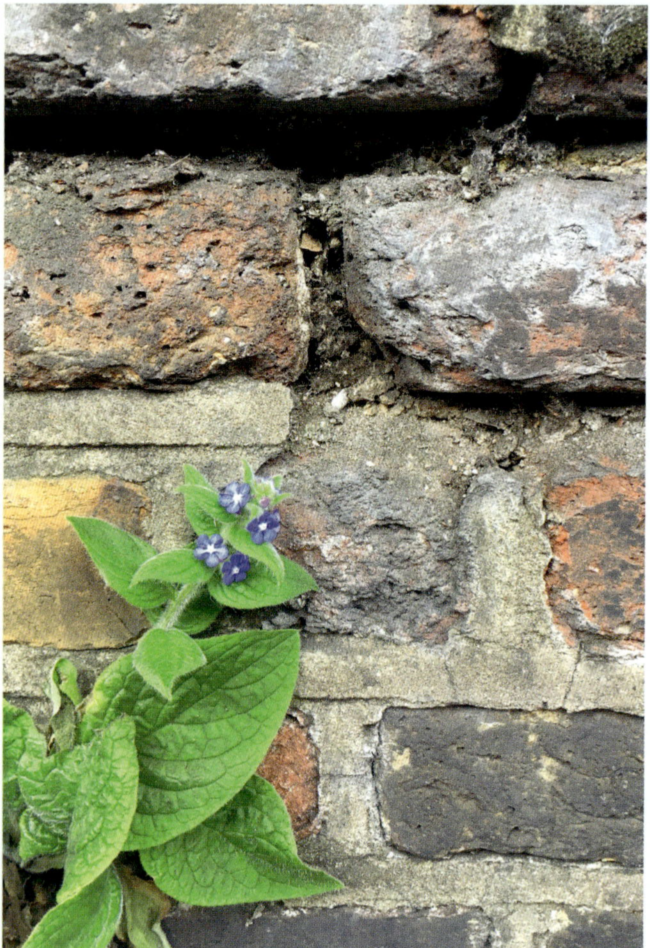

»Ich habe gelernt, dass du, wenn das Leben dich nach unten zieht, dich vom Boden abstoßen, die Oberfläche durchbrechen und wieder Luft holen kannst.«

Sheryl Sandberg

Es ist einfach, voller Hoffnung und glücklich zu sein, wenn in deinem Leben alles rundläuft. Doch noch so viel positives Denken und Self-Care können dich nicht davor bewahren, dass du auch mal miese Zeiten durchmachen musst.

Egal ob du in großen oder in kleinen Schwierigkeiten steckst – erinnere dich in solchen Situationen daran, dass Probleme nicht bedeuten, dass du gescheitert bist, sondern nur, dass du ein Mensch bist.

In Wahrheit gibt es das perfekte Leben nicht, für niemanden – nicht einmal für die Person, der du auf Instagram folgst und bei der alles vollkommen zu sein scheint. Auch dein Leben muss nicht perfekt sein, damit du es lieben kannst. Ist dir das erst einmal bewusst, kannst du aufhören, darauf zu warten, dass es einem unrealistischen Ideal entspricht, und es so genießen, wie es jetzt gerade ist.

Wir wünschen uns, dass die folgenden Kapitel dir helfen, dein Potenzial zu entdecken, zu wachsen, dich zu verändern und mehr du selbst zu werden. Ist das nicht etwas, das zu erhoffen sich lohnt?

DER VERGLEICH MIT ANDEREN

»Der Vergleich ist der Dieb der Freude.« *Theodore Roosevelt*

Sich mit anderen zu vergleichen ist ein normaler menschlicher Impuls. Wenn du dich gut fühlst, kann dich das sogar dazu inspirieren, positive Veränderungen in dein Leben zu bringen. Meistens ist es aber besser, auf dem eigenen Pfad zu bleiben und sich nicht zu oft umzuschauen. Das Vergleichen wird durch die sozialen Medien um ein Vielfaches verstärkt, zu viel davon kann an deinem Selbstwertgefühl nagen. Natürlich können die sozialen Netzwerke auch Gutes bewirken – sie bringen uns mit Menschen und Ideen in Kontakt, wir erfahren Neues und bekommen frische Impulse –, aber man sollte bedacht mit ihnen umgehen.

Vielleicht hast du die Angewohnheit, gleich als Erstes am Morgen noch vor dem Aufstehen online zu gehen. Oder du bist sonntagabends stundenlang im Internet und schaust dir an, was andere am Wochenende gemacht haben. Was hat sie unternommen? Wo war er? Warum war ich nicht eingeladen? Mach dir bewusst, dass du hier nur die bearbeiteten Höhepunkte aus dem Leben anderer siehst. Du vergleichst ihre sorgfältig ausgewählten Fotos und Worte mit deinem komplizierten, schönen, aufgewühlten Durcheinander menschlicher Realität. Wir alle wissen das, aber trotzdem scrollen wir durch die Posts, beurteilen sie und kommen zu dem Schluss, dass die anderen mehr haben als wir; dass deren Leben perfekt ist.

Frag dich selbst einmal, wie du dich fühlst, nachdem du auf Instagram oder Facebook warst. Inspiriert? Dankbar? Glücklich mit deinem Leben? Oder, und das ist wahrscheinlicher, eher nicht? Mach dir bewusst, wie sich die Online-Zeit auf deine Gefühle auswirkt. Manche Therapeuten betrachten zu viel Zeit online sogar als eine Form von Selbstverletzung.

DIE STORY HINTER DEM BILD

Du weißt niemals, wie sich ein anderer Mensch wirklich fühlt. Es kann sein, dass bei manchen von außen betrachtet unglaublich viel los ist und sie trotzdem unglücklich sind. Selbst diejenigen, die scheinbar alles haben – eine erfolgreiche Karriere, ein riesiges Haus, eine liebende Familie, alle Besitztümer, die man sich nur wünschen kann –, können das Gefühl haben, dass ihnen etwas fehlt. Jeder sucht auf die eine oder andere Art einen Sinn oder Zweck im Leben, auch wenn die Menschen in seiner Umgebung nicht diesen Eindruck haben.

Schaut man sich in den sozialen Medien an, welches Bild ein Mensch von seinem eigenen Leben präsentiert, hat man noch längst keine Ahnung, wie es bei ihm in der Realität aussieht. Du vergleichst also seine Darstellung mit dem, was sie in deinem Inneren auslöst.

Du weißt nicht, ob das Kind auf diesem bezaubernden Bild einen Wutanfall bekommen hat, nachdem das Foto entstanden ist, oder ob die Frau, deren unglaubliche Yoga-Haltung so mühelos wirkt, nicht eine professionelle Tänzerin ist, die schon im Alter von drei Jahren mit hartem Training begonnen hat. Du weißt nicht, welcher Aufwand oder wie viele Versuche erforderlich waren, um das perfekte Foto von dem entspannt die Straße entlang laufenden Menschen zustande zu bringen, oder wie viel die Person, die es gepostet hat, vom realen Augenblick verpasst hat, weil sie ihr Model so sorgfältig gestylt hat.

Dennoch schauen wir uns solche Bilder an und kommen zu dem Schluss, dass wir nicht gut genug sind, nicht talentiert genug, nicht hübsch genug, nicht reich genug, nicht beliebt genug oder nicht glücklich genug. Es bringt uns also nichts, unsere freie Zeit, ob auf Reisen oder zuhause, in den sozialen Medien zu verbringen. Wenn unser eigenes Leben genug zu bieten hat und erfüllt ist, finden wir sowieso keine Zeit mehr, um uns selbst in solche Gedanken zu drängen.

Genauso wie online vergleichen wir uns auch im echten Leben. Gerade erst hast du deine Kinder heftig angemeckert, weil ihr morgens nicht rechtzeitig loskommt, und nun seid ihr an der Schule. Dort siehst du »Die Perfekte Mutter« mit ihren Kindern lachen. Du kannst dich selbst nicht leiden und verurteilst dich und denkst, dass du selbst eine schreckliche Mutter bist. Oder deine beste Freundin erzählt dir freudestrahlend, dass sie schwanger ist – wieder! – und du bist am Boden zerstört, weil du nicht einmal eine Beziehung hast.

Wenn dir jemand tatsächlich gegenübersteht, hast du die Chance, diese Person live zu erleben und eventuell die Realität hinter der Fassade zu entdecken. In den sozialen Medien ist das nicht möglich. Sie sind immer da mit ihren Posts, 24 Stunden an sieben Tagen der Woche, doch oft kennst du die Menschen, deren Leben du dir anschaust, nicht einmal.

> Nadia: *»Einmal hat eine Freundin ein Instgram-Bild von mir in einem tollen Outfit auf der Party einer Freundin kommentiert. Weil sie selbst etwas verletzlich war, nahm sie an, dass ich mich unglaublich amüsierte und mein ganzes Leben umwerfend wäre. In Wahrheit hatte ich gar keinen tollen Abend und war schon um 22.30 Uhr wieder zuhause und im Bett!«*

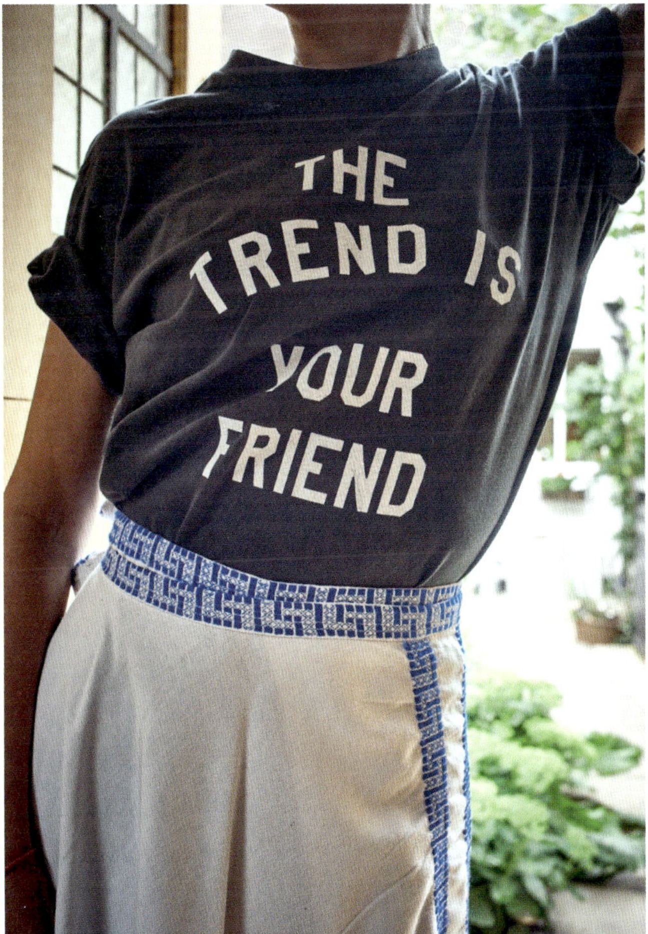
THE
TREND IS
YOUR
FRIEND

SELF-CARE UND SOCIAL MEDIA

* Überlege dir sorgfältig, wem du folgst. Schaue dir keine Posts oder Menschen an, von denen du weißt, dass sie deine Unsicherheiten bestärken. Kannst du dich dazu entschließen, nur engen Freunden und inspirierenden Menschen zu folgen?

* Schau nicht morgens als Erstes in die sozialen Netzwerke und auch nicht mehr nach 20.00 Uhr. Abends ist man verletzlicher, Emotionen werden leicht verstärkt. Gönne dir eine Pause.

* Wenn du einen Durchhänger hast, begrenze deine Online-Zeit. Wie das Trinken ist der Aufenthalt in den sozialen Medien keine gute Idee, wenn du traurig bist.

* Mach dir bewusst, wie du zu Leuten stehst, bevor du dir ihre Posts ansiehst. Schau nicht nach Ex-Partern, wenn eure Beziehung nicht bereinigt ist, oder nach jemandem, mit dem du zerstritten bist. Auch nicht nach einer Freundin, die dich gerade vernachlässigt. Die Geschichten, die du dir dann erzählst – sie hat perfekte Kinder, er hat eine wunderschöne neue Freundin, die jünger ist als ich –, handeln nicht von diesen Personen, sondern davon, was sie für dich darstellen.

* Gehe verantwortungsvoll damit um, was du postest. Veröffentliche deine Beiträge, um Menschen zu inspirieren und zu informieren, und nicht, um jemanden zu beeindrucken, dir selbst etwas zu beweisen oder einfach etwas zu behaupten.

* Mach bewusste Social-Media-Pausen.

* Stell die Benachrichtigungen ab und werde in den sozialen Netzwerken dann aktiv, wenn es dir passt. So wirst du nicht jederzeit mit Posts konfrontiert.

* Kein Smartphone beim Essen! Aber das hast du ja schon gewusst, oder?

* Follower sind keine Freunde. Bring das nicht durcheinander.

Katia: *»Seit ich meinen Hund Batman habe, gehe ich jeden Tag eine Stunde spazieren und lasse für diese Zeit absichtlich mein Smartphone zuhause. So kann ich es genießen, im Jetzt zu sein, statt das Jetzt zu dokumentieren. Ich mache mir bewusst, wie ich mich fühle, und kann auch kreative Momente haben. Wenn ich gestresst oder verärgert bin, gibt mir diese Zeit den Raum, mich mit der aktuellen Situation zu befassen, statt einfach nur zu reagieren. Und ich kann mich beruhigen, bevor ich mich mit anderen auseinandersetzen muss.«*

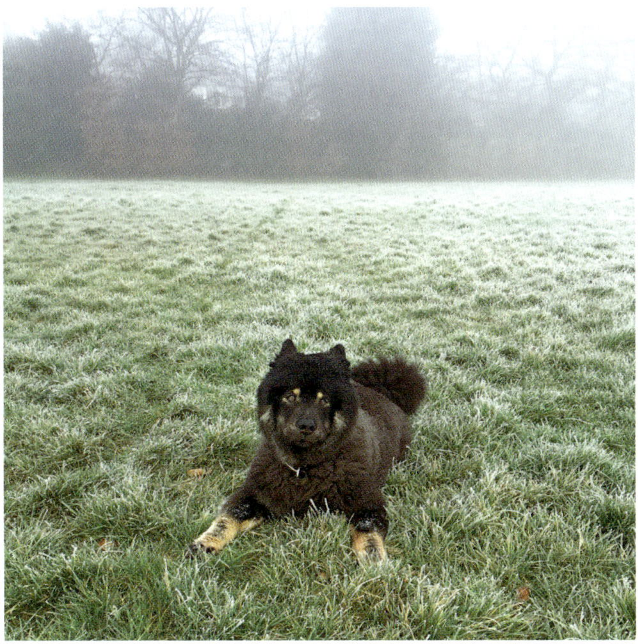

GEWÜRZWASSER

Gerne möchte ich dir an dieser Stelle einige meiner Lieblings-Gewürzwasser ans Herz legen. Sie sind ganz einfach zuzubereiten. Lass das Wasser 30 Minuten ziehen, bevor du es trinkst. Bewahre es nach der Zubereitung im Kühlschrank auf und verbrauche es möglichst innerhalb von zwölf Stunden.

Fülle einen Krug mit gefiltertem Wasser und gib eine der folgenden Gewürzmischungen hinzu:

Zitronenscheiben + Limettenscheiben + Minzblätter = Vitaminbombe

Gurkenscheiben + Minzblätter + Wassermelonstücke = erfrischend

Orangenscheiben + Grapefruitscheiben + Rosmarinzweige + Zimtstangen = wärmend

Erdbeerscheiben + Minzblätter + Rosenwasser = Stimmungsaufheller

Ananasscheiben + Limette + Minze = verdauungsfördernd

Zitrone + Ingwer = reinigend

EDELSTEINWASSER

Das Edelsteinwasser im Nectar Café hat Michael Isted von The Herball für uns entwickelt. Die Idee dahinter ist, dass das Wasser mit Energie aufgeladen wird, indem es die Schwingungen und Eigenschaften der Heilkristalle annimmt. Du kannst das zuhause mit dem Kristall machen, der deiner Schwingung am besten entspricht.

Falls du an die Kraft der Edelsteine glaubst, wirst du dich zu dieser Idee hingezogen fühlen. Falls nicht, lege ich dir nahe, es trotzdem einmal zu probieren. Wenn Gäste zu dir zum Essen kommen und du einen Krug mit Wasser auf den Tisch stellst, gib vorher ein paar Kristalle hinein – das sieht auch zauberhaft aus.

Hier einige geeignete Kristalle und ihre Heilwirkungen:

Citrin – manifestiert Fülle (füge einen Tropfen Orangenblütenwasser zu)

Amethyst – fördert Frieden und Glück (füge einen Tropfen Lavendelwasser zu)

Rosenquarz – bedingungslose Liebe (füge einen Tropfen Rosenwasser zu)

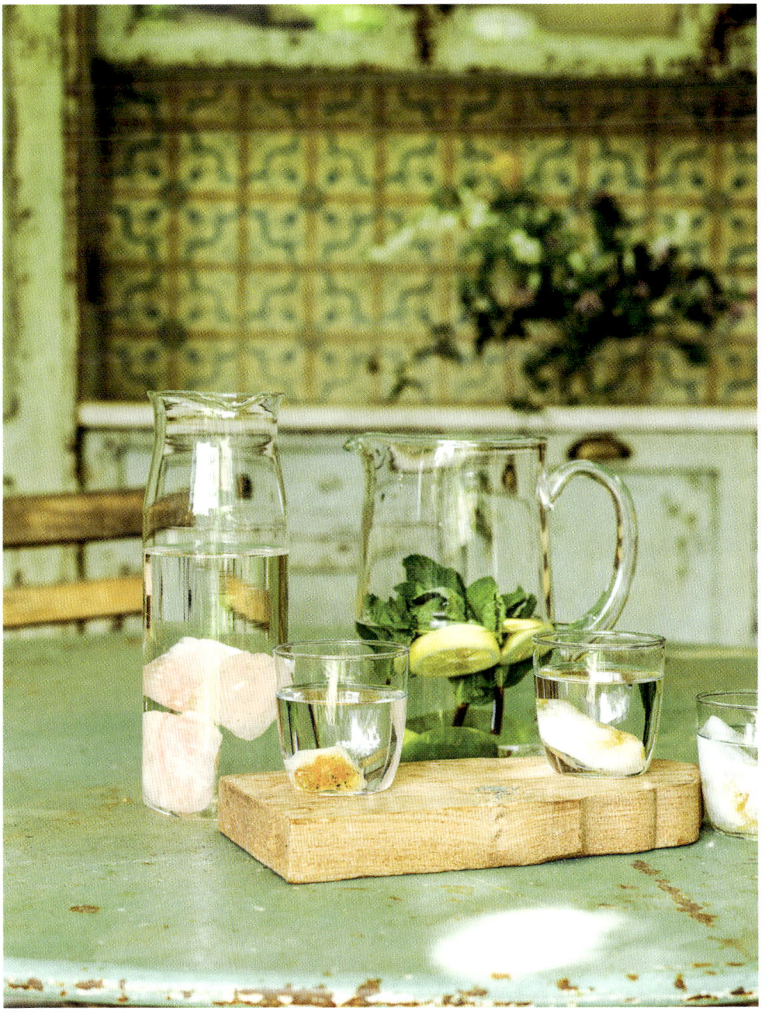

DANKBARKEIT: DAS GEGENMITTEL ZUM VERGLEICH

Wir Menschen haben die Wahl, worauf wir unseren Fokus richten: Du kannst dich auf das konzentrieren, was du hast, statt auf das, was du nicht hast. Wenn du Dankbarkeit empfindest, all das siehst, womit du gesegnet bist, und dich freust über das, was du hast, lernst du, genau damit glücklich zu sein.

Übe dich in Dankbarkeit, indem du dir bewusst machst oder aufschreibst, wofür du dankbar bist. Das wirkt sich messbar und dauerhaft auf dein Gehirn aus. Studien legen nahe, dass das aktive Praktizieren von Dankbarkeit für einen besseren Schlaf sorgt und Stress reduziert – und dass dieser Effekt lange anhält.

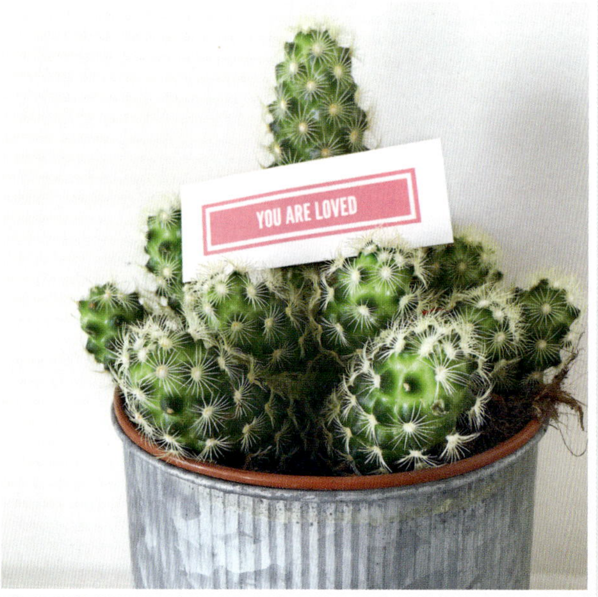

WIE DU DIE DANKBARKEIT IN DEINEM LEBEN KULTIVIERST

- Am einfachsten ist es, im Bett, nach dem Aufwachen oder vor dem Einschlafen, an drei Dinge zu denken, für die du dankbar bist. Abends kann dir das beim Einschlafen helfen, morgens startest du positiv in den Tag.

- Schreib jeden Tag drei Dinge in ein Tagebuch, für die du dankbar bist. Das klingt vielleicht altmodisch, ja. Und natürlich kannst du das auch einfach in Gedanken machen, wie wir es gerade vorgeschlagen haben. Der Vorteil am Aufschreiben ist aber, dass du dir diese Augenblicke der Dankbarkeit noch einmal vor Augen führen kannst, wenn in deinem Leben mal nicht alles so rundläuft.

- Schreib einen Dankesbrief an jemanden. Heutzutage, wo fast alles digital vor sich geht, ist eine handgeschriebene Postkarte oder ein Brief etwas Besonderes.

- Danke jemandem – und meine das auch wirklich so. Wenn sich die Gäste im Nectar Café die Zeit nehmen, uns zu sagen, dass ihnen das Essen schmeckt, fühlen wir uns alle großartig.

- Gib positives Feedback. Das lässt sich toll in den sozialen Medien machen und so kannst du die Gefühle bekämpfen, die durch Vergleiche mit anderen aufsteigen.

- Sprich beim Abendessen mit Freunden oder Familienmitgliedern über all das Gute, das am Tag oder in der Woche passiert ist. Veranstalte jeden Abend – oder vielleicht nur sonntagmittags – eine Art kleines Erntedank-Essen.

- Notiere alles, wofür du dankbar bist, auf kleine bunte Zettel und sammle diese in einem Glas. Stell es dorthin, wo du es oft siehst. Wenn du Kinder hast, kann diese Übung ihnen helfen, gute und schlechte Gefühle voneinander zu unterscheiden und das, wofür sie dankbar sind, zu erkennen. Auch das Gegenteil kann gut sein: Manche Menschen schreiben auf, was am Tag schlecht war, und werfen die Zettel vor dem Schlafengehen in den Müll oder ins Feuer, um sich davon zu befreien.

DAS RÄTSEL MIT DEM GELD LÖSEN

Self-Care und das Thema Geld unter einen Hut zu bringen, ist für viele Menschen eine Herausforderung. Geldsorgen, die darauf beruhen, dass man seine Finanzen oder seine Schulden nur mit Mühe in den Griff bekommt, können belastend sein. Self-Care bedeutet, sorgsam und respektvoll mit Geld umzugehen, sich aber nicht darüber zu definieren. Natürlich setzt das voraus, dass du genug Geld hast, um deine Grundbedürfnisse zu befriedigen (und dann bist du schon besser dran als andere). Grundsätzlich gibt es zwei Typen, wenn es um Geldprobleme geht.

Da ist erstens der Supersparsame, der am liebsten gar nichts ausgeben würde. Er muss lernen, etwas mehr darauf zu vertrauen, dass alles okay ist, auch wenn er mit seinen Ausgaben etwas lockerer umgeht. Es hilft, sich Geld als eine Form von Energie vorzustellen, die zwischen den Menschen hin und her fließt, nicht als etwas, das es festzuhalten gilt. Dafür sind sparsame Menschen sich ihrer finanziellen Situation bewusst und können sich ihr Geld einteilen. Das ist ein sehr guter Anfang.

Der zweite Typus gibt ständig Geld aus, ohne eine Vorstellung davon zu haben, wo es hingeht. Diese Personen sollten lernen, ihrem Geld mehr Respekt entgegenzubringen, und es mit Sorgfalt und Achtung ausgeben, statt es gedankenlos zu verschwenden. Wenn du dich erkannt fühlst, schreib zwei Wochen oder sogar einen ganzen Monat lang alles auf, was du dir kaufst. So kannst du ihm Nachhinein überlegen, warum du was gewählt hast. Denk daran: Du bekommst für Geld weder Frieden noch Glück.

Gib dir Mühe, Geld und Self-Care für dich in Einklang zu bringen, zum Beispiel so:

* Mach dir bewusst, was du alles hast, und sage dir, dass du dankbar dafür bist. Dankbarkeit und Geld sind eng miteinander verbunden.

* Fast jeder kann ein wenig Geld für wohltätige Zwecke erübrigen; in vielen religiösen Traditionen gibt man zehn Prozent seines Einkommens. Such dir etwas aus, das dir am Herzen liegt, und spende, so viel du kannst. Statt Geld kannst du auch Zeit einbringen und dich entsprechend engagieren.

* Self-Care bezüglich Geld bedeutet auch, die eigenen Grenzen klar und deutlich zu erkennen und zu formulieren. Kläre, wie du finanziell zurechtkommst, bevor du jemandem Geld leihst oder mit jemandem gemeinsam Rechnungen bezahlst oder Ausgaben planst. Falls du Geld verleihst, stell dich darauf ein, dass du es vielleicht nicht (pünktlich) zurückbekommst!
* Sei großzügig, das ist eine ganz wundervolle Eigenschaft. Du kannst beispielsweise jemanden zum Essen einladen oder anderen Geschenke machen. Es muss nichts Großes oder Teures sein, die Geste an sich wird wertgeschätzt.

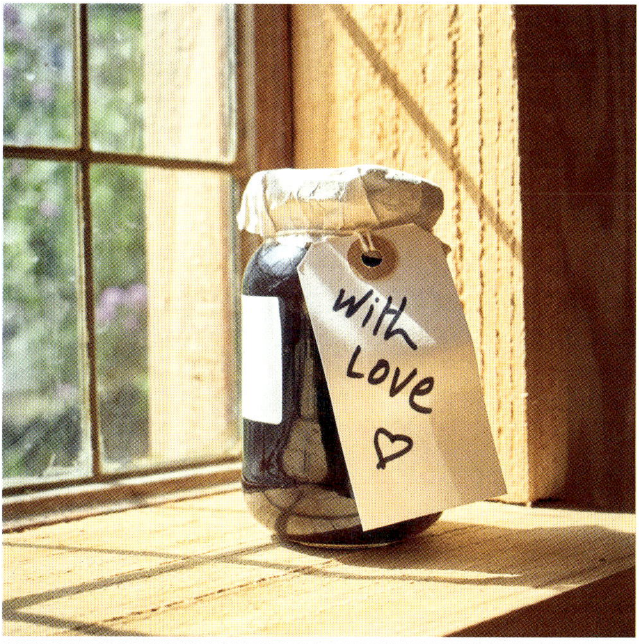

VERTRAUE AUF DICH SELBST

»Ich denke, wenn ein Mädchen eine Legende sein will, sollte sie einfach losziehen und eine sein.« *Calamity Jane*

Was hast du als Letztes zu dir selbst über dich gesagt? »Ich kann nichts essen, weil ich zu fett bin«, »Ich kann das nicht, weil ich das noch nie gemacht habe« oder vielleicht »Ich kann das nicht sagen, weil die anderen sonst denken, dass ich dumm bin«? Wir sind viel vorsichtiger, wenn wir mit anderen sprechen als mit uns selbst. Wir können so verdammt gemein zu uns sein.

Wenn du dich nur so sehen könntest, wie deine beste Freundin dich sieht! Dann würdest du anerkennen, wie schön, schlau, lustig und interessant du bist.

Vielleicht hast du das Gefühl, dass alle anderen viel mehr Selbstvertrauen haben als du, aber ich kann dir versichern, dass das nicht stimmt! Glaub uns: Es gibt schöne, talentierte Menschen, die von allen bewundert werden und sehr selbstbewusst wirken, die der Welt aber eine Fassade präsentieren, hinter der sie ihre innerliche Unsicherheit verbergen.

DAS EIGENE SELBSTVERTRAUEN STÄRKEN

Manche von uns haben das Glück, dass ihnen ihre Eltern oder andere liebe Menschen Selbstvertrauen ganz einfach als eine Grundeinstellung mitgegeben haben. Das ist das größte Geschenk, das es gibt. Wenn dir das nicht einfach so passiert ist, kannst du dir Selbstvertrauen immer noch im Erwachsenenalter aneignen. Du musst aber selbst herausfinden, wie es geht. Wir hoffen, dass diese Tipps dir helfen:

* Tu etwas, das dir Angst macht. Du könntest eine Rede halten, auf einer Party einen dir unbekannten Menschen ansprechen oder dich an einem neuen Hobby versuchen. Je mehr Dinge du tust, vor denen du Angst hast, desto mehr verlieren sie ihren Schrecken und desto mehr Selbstvertrauen bekommst du für neue Herausforderungen.

* Sei du selbst. Echtes Selbstvertrauen beruht nicht nur darauf, dass du bei allem, was du tust, dein Bestes gibst, sondern auch darauf, dass du zu dir stehst. Wenn du jemanden kennenlernst, für den es in Ordnung ist, verletzlich, ehrlich und offen zu sein, spürst du das sofort. Ein solcher Kontakt ist so viel interessanter, als wenn jemand eine Maske aufsetzt. Auch kannst du im Job erfolgreich sein, aber wenn du dir selbst gegenüber nicht aufrichtig bist, fühlt es sich im tiefsten Inneren nicht richtig an.

* Kümmere dich um dich. Ja, wir wiederholen uns, aber je mehr du das tust, desto besser fühlst du dich und desto mehr Gutes willst du für die Welt tun.

* Wenn du das Gefühl hast, in einer Sackgasse zu stecken, bitte eine sehr kluge Freundin um Rat oder gehe zu einem Coach. Manchmal braucht man jemand anderen, der einen anspornt und ermutigt.

* Wenn sich ängstliche Gedanken einstellen, die dir sagen, dass du etwas nicht kannst oder nicht tun solltest, nimm sie einfach wahr. Das ist der erste Schritt zu der Erkenntnis, dass es nur Gedanken sind! Anschließend wirst du realisieren, dass du sie verändern kannst.

WENN DU DEINE INNERE STIMME NICHT MAGST, FINDE EINE NEUE

Achte darauf, was du zu dir über dich sagst. Viel zu viele von uns sind daran gewöhnt, sich selbst zu kritisieren. Oft klingt das so ähnlich wie: »Ich bin es nicht wert«, »Ich bin nicht gut genug«, »Die lachen mich aus« oder »Die durchschauen mich«. Oder es kommt der Gedanke auf, dass man verachtet oder herablassend behandelt wird.

Was du dann hörst, ist nicht deine wahre innere Stimme; die ist nämlich freundlich und liebevoll. Wenn du achtgibst, wirst du sie entdecken. Derartige Selbstkritik ist einfach das Ergebnis eines alten Denkmusters und wirkt jeder Form von Self-Care entgegen.

Doch das lässt sich ändern: Sobald du etwas Schlechtes über dich sagst, das du nie einer Freundin gegenüber aussprechen würdest, schreib es auf. Das macht dir bewusst, wie oft du so mit dir redest. Auf diese Weise kannst du dich nach und nach von dieser Angewohnheit befreien.

Übrigens hat es ähnliche Wirkung, wenn du selbstironisch bist, um andere zum Lachen zu bringen. Auch wenn du meinst, was du von dir gibst, wäre lustig, während du dich schlecht machst, untergräbst du damit dein Selbstvertrauen. Du wirst anfangen zu glauben, was du über dich sagst, und das wiederum wird Teil deiner Realität. Würdest du über jemand anderen einen Witz machen, indem du seine Schwächen herausstellst? Wenn nicht, dann tu es dir selbst auch nicht an.

Hast du einen selbstkritischen Gedanken dieser Art wahrgenommen und aufgeschrieben, überlege dir, was du stattdessen Gutes über dich sagen könntest.

Keine Angst, das fällt nicht unter Angeberei. Dir selbst Gutes über dich zu erzählen ist nicht dasselbe, wie sich vor anderen damit zu brüsten, wie fabelhaft du dich findest. Die Menschen, die ständig Anerkennung von außen einfordern, sind oft diejenigen, die am wenigsten Selbstvertrauen haben.

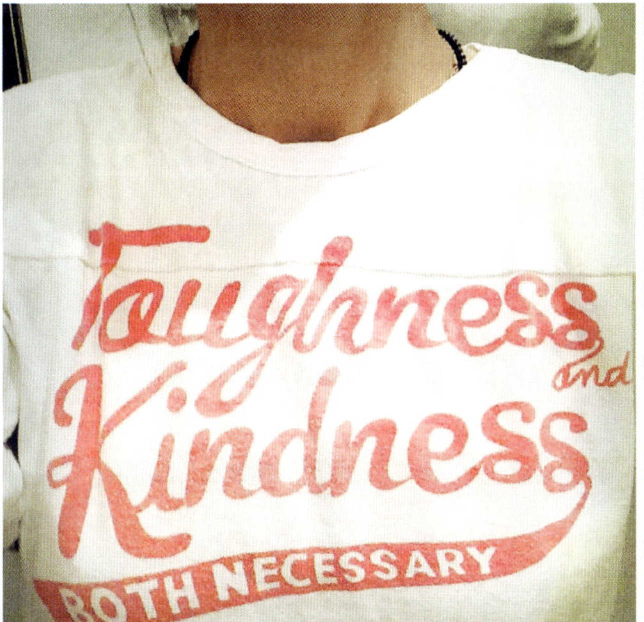
Toughness
and
Kindness
BOTH NECESSARY

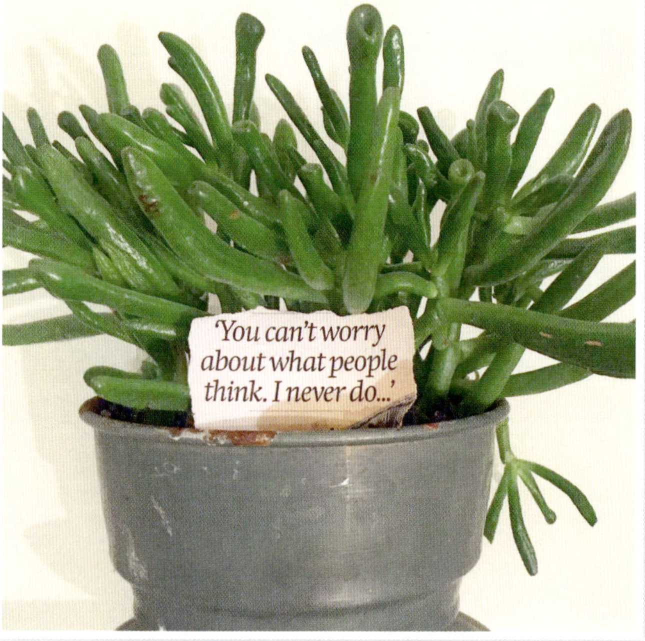
'You can't worry about what people think. I never do...'

DIE KRAFT POSITIVER ZITATE

In den 1980er-Jahren waren Affirmationen ganz groß in Mode. Man sollte sich einen Zettel an den Spiegel kleben, auf dem ein Satz stand wie: »Ich liebe mich.« Obwohl es etwas peinlich war, wenn andere ihn sahen, würde sich dadurch die Selbstwahrnehmung verändern.

Affirmationen haben sich seither weiterentwickelt, die Veränderung ist subtil: Damit sie wirken, musst du sie glauben können. »Ich liebe mich« funktioniert vermutlich nicht für jeden, »Ich lerne, mich zu lieben« vielleicht schon. Wenn du ausprobieren willst, ob Affirmationen etwas für dich sind, such dir eine aus, die du wirklich glauben kannst, und wiederhole sie für dich jeden Tag. Alternativ kannst du sie aufschreiben und so platzieren, dass du sie regelmäßig siehst.

Eine Alternative sind Zitate von großen Denkern, die du lesen und wiederholen kannst. Diese können sehr inspirierend sein und deine Art zu denken und zu fühlen verändern. Manche kommen dir vielleicht superkitschig vor, das ist in Ordnung. Begib dich auf die Suche, bis du auf etwas stößt, das dich wirklich berührt.

Wenn du ein Zitat findest, das dir etwas bedeutet, schreib es auf ein Post-it und hefte dieses an deinen Spiegel, deine Tastatur oder deinen Schreibtisch. Oder mach es zum Bildschirmschoner. Teile die Worte auch mit anderen. Wenn unser Freund Vinniy, ein Dichter, bei jemandem zu Besuch ist, hinterlässt er an den beliebigsten Orten kurze Gedichte und positive Sprüche, etwa unter einem Kissen oder im Badezimmerschrank, sodass seine Freunde sie finden, wenn er schon wieder fort ist.

Nadia: *»Ich habe einen Trick von Sophia Amoruso, der Autorin von #Girlboss, ausprobiert und als Passwort eine Affirmation verwendet. Ich entschied mich für: IchliebeNadia. Und jedes Mal, wenn ich mein Passwort eingab, musste ich lächeln. Bis mein Computer kaputtging und ich dem Mac-Typen mein Passwort mitteilen musste. Wie peinlich.«*

WIE DU DEIN LEBEN MIT MOODBOARDS VISUALISIERST

Wenn du möchtest, dass eine bestimmte Veränderung in deinem Leben eintritt, musst du sie lenken. Du würdest ja auch nicht einfach ins Auto steigen und losfahren, ohne eine Vorstellung davon zu haben, welche Richtung du einschlägst. Stell dir die Moodboard-Technik wie ein Navigationssystem vor; es fokussiert deine Absichten und hilft dir, in die richtige Richtung zu gehen. Ein Moodboard oder ein entsprechendes Buch anzulegen mag kompliziert klingen, aber wir warnen dich: Hast du erst einmal damit angefangen, macht es süchtig – du willst gar nicht wieder aufhören.

Lege ein Moodboard oder ein entsprechendes Buch für dein Leben generell an oder nur für einen bestimmten Teil davon, etwa dein Zuhause, deine Arbeit oder deine Beziehung, Hoffnungen für die Zukunft, Träume und Anliegen oder auch Wünsche für deine Kinder.

Katia hat mithilfe eines Moodboard ihr Café geplant und sie nutzt diese Methode regelmäßig, um Dinnerpartys oder Kinderpartys mit bestimmten Themen zu planen. Nadia hingegen war schwer aktiv auf Pinterest, als sie ihr Haus renovierte, und sammelte bis 2.00 Uhr morgens Pins auf ihren Moodboards, um ihr Traumhaus zu entwerfen.

Mit Schere und Papier

Schneide Fotos, Wörter, Zitate, Skizzen oder was immer dir geeignet erscheint, die Emotionen und Stimmungen zu schaffen, die du dir wünschst, aus Magazinen aus. Denke über Ziele und Bedeutung nach. Arrangiere deine Bilder und Wörter auf einem Brett oder in einem Notizbuch. Vielleicht möchtest du das Moodboard an einer Wand aufhängen, wo es Besucher nicht unbedingt zu sehen bekommen, falls du dein Werk für dich behalten möchtest. Oder du hängst es innen an eine Küchenschranktür. Je weniger öffentlich du damit umgehst, desto klarer kannst du deine innersten Wünsche darstellen.

Im Internet

Wie du vermutlich weißt, kannst du Ordner für all die verschiedenen Bereiche deines Lebens in Pinterest anlegen und diese sogar ausdrucken, falls dir das hilft. Du findest unendlich viele Leute, denen du folgen kannst, die dich mit Unmengen kreativer Ideen inspirieren. Das macht riesig Spaß und ist eine tolle Methode, Moodboards zu unterschiedlichsten Themen anzulegen.

DIE ANGST, ETWAS ZU VERPASSEN

(und das Gegenteil, die Freude daran)

»Genieß das Leben, wie es ist, und liebe dich, wie du bist.« *Kate Crow*

Denkst du manchmal »Alle sind da, nur ich nicht«, »Alle haben Spaß, nur ich nicht«, »Ich verpasse etwas« oder »Ich bin als Einzige einsam und allein«?

Wer du auch bist, es gibt immer jemanden, der besseren, krasseren, exotischeren, teureren, eindrucksvolleren Spaß und mehr berühmte Freunde hat als du. Doch selbst wenn das Gefühl schmerzt: Die Angst, etwas zu verpassen, kann dir vermitteln, dass dir im Leben etwas fehlt. Was tun all diese Leute, wonach du dich sehnst? Musst du dich zwingen, öfter mal Ja zu sagen – vielleicht zu einer Verabredung, zum Yoga-Kurs oder zu anderen Dingen, die du unbedingt mal machen möchtest?

Self-Care bedeutet, genau das zu tun, wonach dir im Moment zumute ist. Wenn du das Bedürfnis hast, zuhause zu bleiben, ist das in Ordnung. Aber schau dann nicht in den sozialen Medien, was die anderen gerade unternehmen, das sorgt nur für Frust.

Und: Du könntest dir die Freude gönnen, etwas zu verpassen. Dann genießt du es intensiv, allein zu sein, genau den Film zu schauen, den du sehen willst, ein Bad zu nehmen und endlich das zu machen, was du liebst.

Höre in dich hinein und werde dir klar darüber, wie viel Gesellschaft du jetzt im Augenblick vertragen kannst. Hast du viel Energie und fühlst du dich gut, dann gehe aus und genieße es in vollen Zügen. Ein andermal wirst du weniger Energie haben oder andere Dinge in deinem Leben nehmen dich voll in Anspruch und du brauchst etwas Ruhe. Dann ist der Moment gekommen, dich darüber zu freuen, dass du etwas verpasst.

GLÜCKLICH IN GESELLSCHAFT

(insbesondere, wenn du dich nicht sehr gesellig fühlst)

Eine Methode, um sicherzustellen, dass du einen schönen Abend erlebst, wenn du ausgehst, besteht darin, dir zu überlegen, was du dir genau darunter vorstellst.

* Überlege dir, welche Veranstaltungen dir am besten gefallen: Wie viele Leute sollten da sein? Magst du lieber ein Abendessen zu zweit oder mit einer Gruppe von 20 Leuten? Beobachte deine Gefühle. Wenn du weißt, was dir zusagt, kannst du dein soziales Leben entsprechend organisieren. Es ist hilfreich, klar zu formulieren, dass man zum Beispiel große Dinnerpartys nicht mag. Denn es fühlt sich an wie eine Strafe, wenn du ausgehst und dich nicht amüsierst.

* Findest du große Partys mit vielen Leuten, die du nicht kennst, blöd? Wenn ja, kannst du trotzdem hingehen und den Abend genießen. Vielleicht nimmst du jemanden mit, den du magst und mit dem du gerne Zeit verbringst. Oder die Musik ist gut und du kannst dich auf der Tanzfläche verausgaben.

* Wenn du etwas noch nie zuvor gemacht hast – etwa bei einem Breakfast-Rave, einem Bowling-Abend oder Karaoke dabei zu sein –, ist es manchmal trotzdem gut, eine entsprechende Einladung anzunehmen. Vielleicht wird es richtig klasse. Sag nicht Nein, nur weil du Angst hast.

* Gewöhne dir nicht an, immer zuhause zu bleiben. Es ist ein Unterschied, ob man sich manchmal Zeit für sich nimmt (gut) oder sich ganz aus der Welt zurückzieht (nicht so gut). Manchmal ist es wichtig, sich zu etwas zu überwinden, sonst laden die Leute einen nicht mehr ein – du könntest das bedauern.

* Wenn es dich viel Kraft kostet, unter Leute zu gehen, gib dir anschließend genügend Zeit, um dich davon zu erholen.

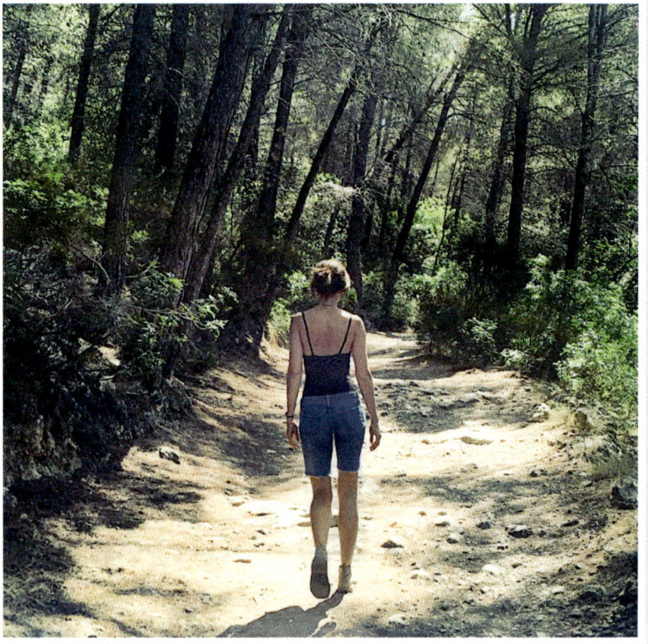

ALLEINSEIN

(insbesondere, wenn du es nicht willst)

Während du allein bist, füllen sich deine Energiespeicher wieder auf. Lerne, deine eigene Gesellschaft zu genießen, und lasse Gedanken wie Alleinsein sei peinlich oder beschämend los. Auch wenn du extrovertiert bist und immer Menschen um dich herum brauchst, ist es wichtig, auch einmal ganz für sich sein zu können.

Vielleicht magst du die Einsamkeit nicht, weil deine Gedanken laut werden und es sich anfühlt, als wäre in deinem Kopf zu viel los. Probiere es einfach mal und halte das Unwohlsein aus. Du wirst dich daran gewöhnen und dann fühlt es sich schon bald nicht mehr so merkwürdig an.

Wenn du das Alleinsein übst, wirst du am Ende kein Problem mehr damit haben. So sicherst du dir für den Rest deines Lebens eine wichtige Kraftquelle. Denn du kannst dich ja nicht darauf verlassen, dass immer jemand da ist, damit du dich gut fühlst, ob es dein Partner ist, mit dem du seit vielen Jahren zusammen bist, oder deine Kinder.

- Wenn ein Abend ansteht, an dem du nichts vorhast, versuche nicht, ihn zu verplanen. Genieße die Zeit für dich allein.
- Plane eine leckere Mahlzeit. Bereite sie so zu, wie du es normalerweise für dich allein niemals tun würdest.
- Erledige etwas, bei dem du ohnehin lieber allein bist. Vielleicht ist dies ein guter Augenblick, um dein Moodboard anzufertigen. Nimm dir eines der Bücher oder eine der Zeitschriften, die du schon längst lesen wolltest. Vergeude den Abend möglichst nicht mit einer schlechten Fernsehsendung.
- Kümmere dich nicht nicht um Hausarbeiten wie Waschen und Bügeln oder um die Steuererklärung. Beantworte keine E-Mails, erledige keinen Schriftkram. Zeit allein muss nicht mit Aktivität gefüllt sein, damit sie gut genutzt ist.

QUINOASALAT MIT WILDREIS

Getrocknete Berberitzen können schwierig zu finden sein, wenn kein arabisches Geschäft in der Nähe ist. Sie online zu kaufen lohnt sich, denn sie verleihen nicht nur diesem Salat eine einzigartige säuerliche Note. Bekommst du sie nicht, kannst du sie durch getrocknete Cranberrys ersetzen.

4 Portionen

100 g Wildreis

100 g Quinoa (ich mische gerne rote, weiße und schwarze Quinoa)

1 Maiskolben

3 EL Olivenöl

1 Frühlingszwiebel, fein gehackt

1 Knoblauchzehe, zerdrückt

100 g Brokkolini, in mundgerechte Stücke geschnitten

3 EL getrocknete Berberitzen oder Cranberrys

Saft und Zeste von 1 Zitrone

1 rote Chilischote, entkernt und fein gehackt

30 g geröstete Kürbiskerne

Salz und frisch gemahlener schwarzer Pfeffer

Reis und Quinoa in einen Topf geben, etwa 5 cm hoch Wasser auffüllen. Alles aufkochen, dann die Temperatur auf niedrigste Hitze herunterschalten und 20 Minuten köcheln lassen, bis das Wasser fast vollständig aufgenommen ist. Dann die Körner probieren – sind sie noch hart, etwas Wasser zufügen, sind sie al dente, die Temperatur ausschalten und den Deckel auf den Topf legen.

Während Reis und Quinoa ruhen, eine Bratpfanne stark erhitzen. Den Maiskolben in der ungefetteten Pfanne gut anbraten und wenden, bis er rundum stellenweise angebräunt ist. Abkühlen lassen.

1 EL Olivenöl in eine Pfanne geben, die Frühlingszwiebel und den Knoblauch bei schwacher Hitze 2 Minuten dünsten. Die Brokkolinistücke einige Minuten mitdünsten, sodass sie noch Biss haben und grün bleiben.

Wenn der Maiskolben nur noch handwarm ist, die Körner mit einem scharfen Messer abschaben.

In einer großen Schüssel alles mit Berberitzen, Zitronensaft und -zeste und dem restlichen Olivenöl vermengen. Gehackte Chilischote und Kürbiskerne darüberstreuen und mit Salz und Pfeffer würzen.

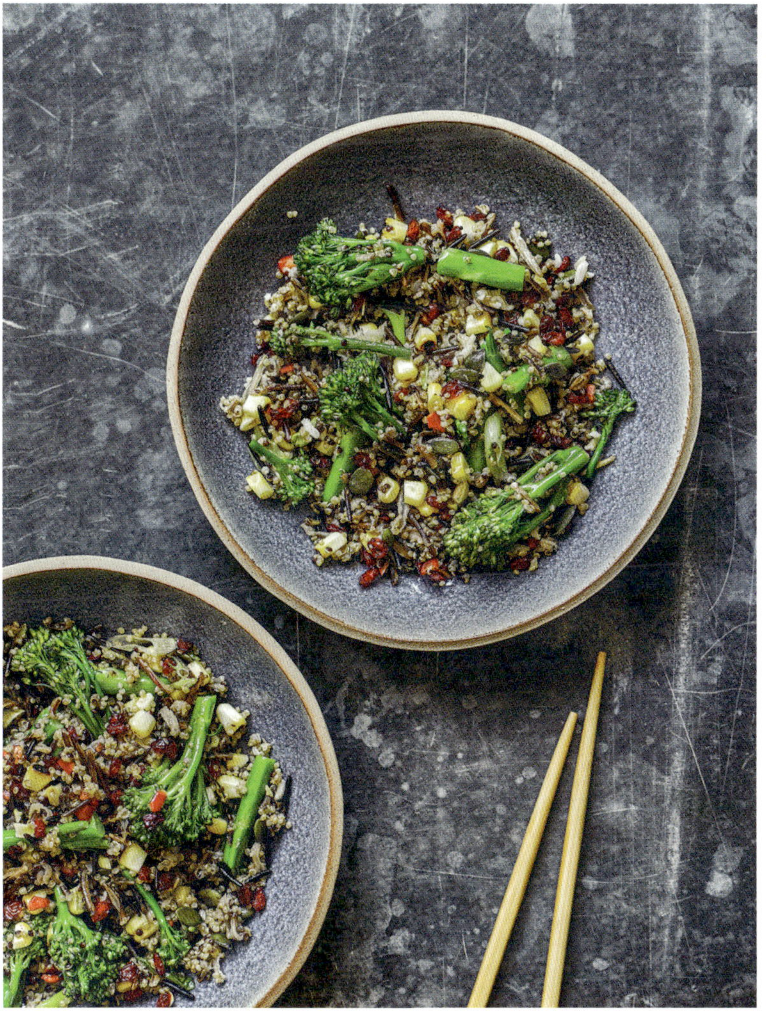

4 Portionen, mit Reis

- *1 Stück Ingwer (ca. 50 g), geschält und grob gehackt*
- *3 Knoblauchzehen, grob gehackt*
- *1 rote Chilischote, entkernt und grob gehackt*
- *1 EL Kokosöl*
- *1 Zwiebel, fein gehackt*
- *2 TL gemahlener Kreuzkümmel*
- *1 TL gemahlene Kurkuma*
- *½ TL gemahlener Koriander*
- *½ TL gemahlener Zimt*
- *2 Dosen Kokosmilch (à 400 g)*
- *1 Würfel Gemüsebrühe*
- *½ TL Salz*
- *1 EL Mehl*
- *1 Butternusskürbis (ca. 650 g), geschält und grob gehackt*
- *1 Blumenkohl (ca. 350 g), in Röschen*
- *100 g Zuckererbsen oder Zuckerschoten*
- *1 große Handvoll Palmkohl oder Grünkohl, gehackt*
- *Saft von 1 Limette*
- *Kokosflocken*
- *Cashewkerne*

GEMÜSE-KORMA

Lass dich von der langen Zutatenliste nicht abschrecken, dies ist ein wirklich einfaches Curry-Rezept. Das fertige Gericht kannst du im Kühlschrank 3 Tage aufbewahren und auch gut einfrieren. Für das traditionelle Korma verwendet man Sahne, wir bevorzugen Kokosmilch.

Ingwer, Knoblauch und Chilischote im Mixer fein hacken. Beiseitestellen.

Das Kokosöl in einem mittelgroßen Topf bei schwacher Hitze erwärmen. Die gehackte Zwiebel zufügen und glasig dünsten. Dann die Ingwer-Chili-Mischung zufügen und eine Minute unter Umrühren mitdünsten.

Nun die Gewürze zufügen und eine Minute umrühren, um alles gut zu mischen. Kokosmilch, Brühwürfel und Salz zugeben und kräftig umrühren, damit sich alles gut vermischt. Zum Köcheln bringen. Anschließend das Mehl und 3 EL Wasser zu einer dicken Paste verrühren und in die Kokosmilch geben.

Den Kürbis hinzufügen, 10 Minuten mitgaren, dann folgt der Blumenkohl. Alles zusammen weitere 10–15 Minuten köcheln lassen. Wenn das Gemüse bissfest ist, die Zuckererbsen und den Palm- oder Grünkohl zufügen und nur eine Minute mitgaren, damit er grün bleibt.

Vom Herd nehmen und mit Limettensaft beträufeln.

Mit gekochtem oder gedämpftem Vollkornreis servieren und mit Kokosflocken und gerösteten Cashewkernen bestreuen.

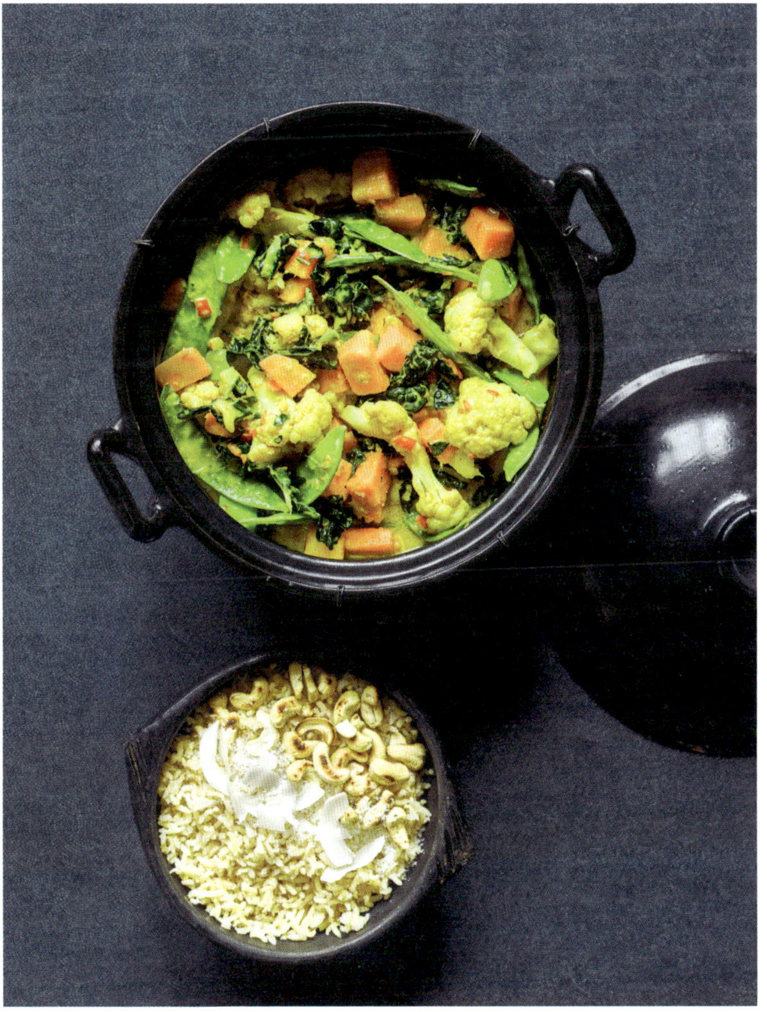

GOLDENE KURKUMA-LATTE

Wir im Nectar Café sind stolz auf unseren eigenen Latte-Mix mit frischer statt gemahlener Kurkuma. Die frischen Zutaten haben eine tolle entzündungshemmende Wirkung, außerdem sollen sie die Gehirnfunktion verbessern und die Verdauung unterstützen. Pfeffer ermöglicht es dem Körper, das Curcumin aus der Wurzel aufzunehmen. Es lohnt sich, Langen Pfeffer auszuprobieren, doch auch der schwarze Pfeffer tut es. Das Rezept ergibt 150 ml Mix, den du entweder für Latte verwendest (je 2 Esslöffel) oder täglich in einer Menge von 15 ml zu dir nimmst.

75 ml Ingwersaft (aus 150–200 g Ingwer, je nach Saftpresse)

75 ml Kurkumasaft (aus ca. 130 g Kurkumawurzel)

¼ TL gemahlener Langer Pfeffer

Ingwer- und Kurkumasaft mit dem gemahlenen Langen Pfeffer mischen. Mix in eine Flasche füllen. Er kann bis zu 4 Tage im Kühlschrank aufbewahrt werden.

Für 1 Latte

200 ml Milch (ich nehme Hafermilch)

2 EL goldener Latte-Mix

1 TL Ahornsirup (nach Belieben)

1 Prise gemahlener Zimt (nach Belieben)

Die Milch in einem Topf erwärmen, den goldenen Latte-Mix zugießen und umrühren. Wenn du es süßer magst, kannst du etwas Ahornsirup hinzufügen und das Getränk zum Servieren mit einer Prise gemahlenem Zimt bestreuen.

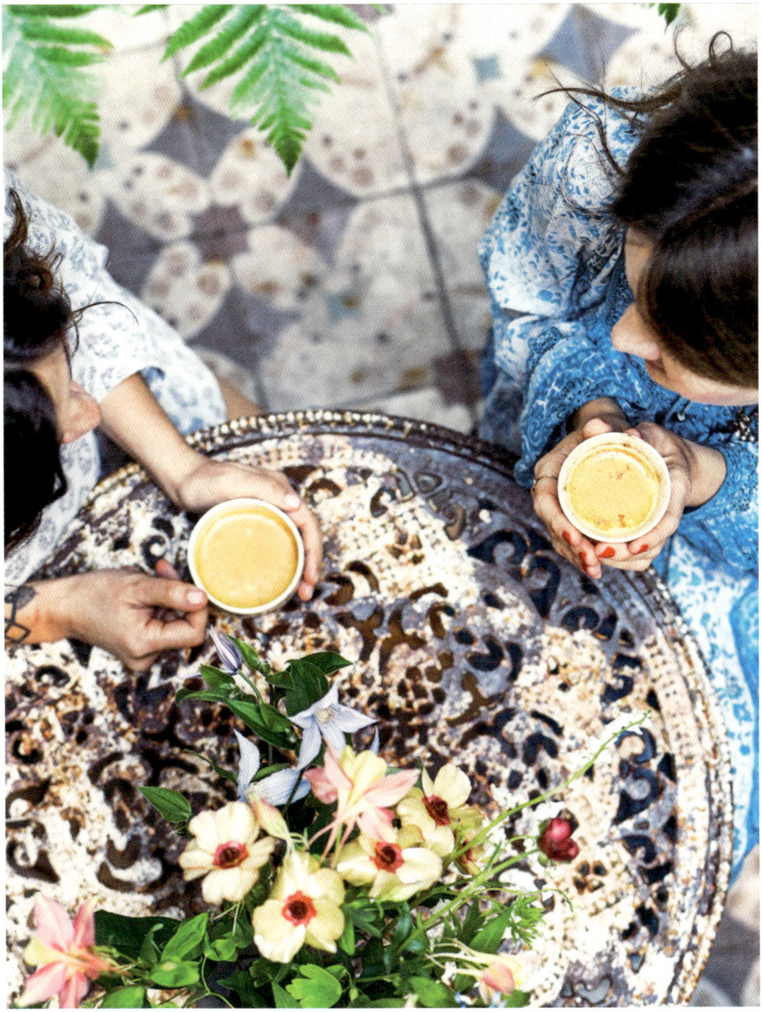

WENN DAS LEBEN NICHT PERFEKT IST

»Man kann einem Menschen alles nehmen mit einer Ausnahme: Die letzte Freiheit des Menschen, seine Haltung in jeder Situation selbst zu wählen.« *Viktor Frankl*

Du hast nicht die Beziehung, die du gewollt oder erwartet hast. Oder die Kinder. Oder den Job. Oder das Schloss mit Wassergraben auf einem Berg gelegen. Das Leben ist nicht perfekt, wahrscheinlich noch nicht einmal annähernd.

Was passiert also jetzt? Verbringst du dein Leben damit, auf etwas zu warten, das geschieht, damit du glücklich bist? Vielleicht auf einen Lottogewinn oder die Rettung durch eine Romanze? Was, wenn nichts davon jemals geschieht? Wann erlaubst du dir glücklich zu sein?

Unabhängig von deiner Situation ist dein Leben wertvoll und hat jetzt einen Sinn, so wie es ist. Du verdienst es, jeden Morgen mit einem Gefühl der Freude aufzuwachen. Die gute Nachricht ist, dass du lernen kannst, dich so anzunehmen, wie du bist – egal wo du beginnst. Finde Dinge, die dich erfüllen, und tu das, was dir gefällt: Freunde treffen, arbeiten, alles, was dir ein gutes Gefühl schenkt.

Wenn du dich dazu entscheidest, jetzt glücklich zu sein, und entsprechend handelst, wirst du weniger über das nachdenken, was du nicht hast.

KOMPROMISSE SIND NICHTS SCHLECHTES

Es gibt Zeiten im Leben, in denen es wichtig ist, flexibel zu sein und Kompromisse einzugehen. Und das ist nicht immer schlecht. Wenn du allein warst und dich nur um dich selbst zu kümmern brauchtest und plötzlich mit dem Mann deiner Träume zusammen bist, kann es durchaus sein, das dein neuer Partner bestimmte Dinge tun möchte (oder nicht). Und du wirst feststellen, dass du kompromissbereit sein musst.

Niemand ist perfekt, nicht jeder ist genau wie du (Gott sei Dank) und das Leben spielt sich nicht genau so ab, wie du es gerne hättest. Flexibilität ist daher eine Eigenschaft, die wir alle lernen müssen, damit Beziehungen funktionieren – sei es mit einer neuen Liebe, Freundinnen oder Kollegen.

Du musst immer wieder Kompromisse eingehen, auch du kannst nicht nur das tun, was du willst. Je nach aktueller Situation stehen immer wieder andere Themen ganz oben auf deiner Liste. Kinder, Krankheit, Arbeit, Wohnort, Beziehung – alle Lebensbereiche wollen miteinander vereinbart und in ein Gleichgewicht gebracht werden. Das Leben kann also nicht perfekt sein, aber wenn du das akzeptierst und annimmst, findest du die Perfektion in dieser Unvollkommenheit.

> Katia: *»Ein Investor kam auf mich zu. Mit seiner Beteiligung hätte ich mein Geschäft, das Nectar Café, weiter ausbauen können. Ich erhielt das Angebot, meine Produkte in einigen der größten und unglaublichsten Geschäfte zu verkaufen. Immer, wenn ich eine solche Chance nicht nutze, fühle ich mich, als wäre ich gescheitert, nutzlos … Empfindungen, die einfach auftauchen. Dann frage ich mich, warum ich mich dagegen entschieden habe. Ja, meine Prioritäten im Augenblick sind nun mal: erst die Kinder, dann das Geschäft.*
>
> *Wenn ich geschäftlich expandiere, muss ich so vieles aufgeben, was mir wichtig ist. So weiß ich, dass die Entscheidung, die ich jetzt, in diesem Augenblick, treffe, richtig für mich ist. Sicher stehen auch bei dir Entscheidungen an.«*

DAS LEBEN IST NICHT SO, WIE ES SEIN SOLLTE? TU ETWAS FÜR ANDERE

Eine Methode, um Dankbarkeit für das, was man hat, zu lernen, besteht darin, anderen zu helfen. Es gibt so vieles, das du tun kannst, angefangen damit, dass du Wohltätigkeitsorganisationen Geld oder Zeit spendest. Doch anderen zu helfen bedeutet nicht nur, offiziell soziale Aufgaben zu übernehmen, sondern auch, andere auch im Kleinen zu unterstützen, wenn sie dies brauchen.

In der yogischen Tradition heißt diese Art des Dienens Seva. Der Begriff bezeichnet uneigennützige Hilfestellungen ohne einen Gedanken an Belohnung oder Bezahlung. Gerade jetzt, wo die öffentlichen sozialen Ausgaben gekürzt werden, ist der Zeitpunkt gekommen, danach zu schauen, wie man anderen in seiner näheren Umgebung, die es schwerer haben als man selbst, helfen kann.

Beginne mit kleinen Dingen, um etwas für andere zu tun, zum Beispiel hiermit:

* Hilf jemandem mit schweren Taschen oder einem Kinderwagen eine Treppe hinauf oder in den Bus oder die U-Bahn. Das dauert nur eine Minute und jede Mutter mit Kinderwagen wird dir dankbar sein, wenn du ihr Hilfe anbietest.

* Frage einen Obdachlosen, ob er einen Kaffee, ein Sandwich oder ein Stück Kuchen haben möchte. Vielleicht gibt es jemanden, an dem du jeden Tag auf deinem Weg zur Arbeit vorbeikommst?

* Gib der Tafel in deinem Ort eine Spende. Du kannst auch Geld an eine soziale Einrichtung überweisen, etwas Zeit spenden oder einen Fundraiser unterstützen. Kaufe auch in Geschäften von Wohltätigkeitseinrichtungen ein. Such dir eine Organisation aus, deren Anliegen dir etwas bedeutet, etwa eine, die sich um Frauen kümmert, oder ein Obdachlosenheim.

* Mach dir die Extra-Mühe deinen Dank auszusprechen – gegenüber jedem Menschen. Es ist für jeden schön zu wissen, dass er wahrgenommen und anerkannt wird. In einer Beziehung kann es nach einer Weile leicht dazu kommen, dass man den anderen als selbstverständlich hinnimmt. Erinnerst du dich daran, wie wundervoll du deinen Partner fandest, als du ihn frisch kennengelernt hast?!

* Koche für jemanden, der bedürftig ist, vielleicht für eine betagte Nachbarin, jemanden, der krank ist oder dem es nicht gut geht, oder eine Freundin, die gerade ein Baby bekommen hat. Oder einfach für eine Person, von der du weißt, dass sie hart arbeitet und wenig Zeit zum Kochen hat. Wir alle wissen, welch ein Luxus eine selbst gekochte Mahlzeit bedeutet, wenn man erschöpft ist.

* Schließt euch bei der Arbeit zusammen, um ein Anliegen zu unterstützen, das dir etwas bedeutet. Es gibt jede Menge Aktionen, die du organisieren kannst, von Kleiderspenden für ein Frauenhaus bis hin zu einem Sporttag, an dem Spenden gesammelt werden.

> Katia: *»Als ich mit Anfang 20 in L.A. lebte, arbeitete ich freiwillig in einem Hospiz für AIDS-Kranke. Ich ging zweimal wöchentlich dorthin und gab den Patienten Reiki. Jede Woche lernte ich neue Menschen kennen und mit der Zeit entwickelte ich eine Beziehung zu ihnen. Zu jener Zeit war AIDS neu und es machte den Menschen Angst, daher war es ein Geschenk für die Kranken, dass jemand zu ihnen kam, sie berührte und sie in ihren letzten Lebensmonaten unterstützte. Aber auch für mich war es ein Geschenk. Damals wusste ich nicht genau, in welche Richtung sich mein Leben entwickeln würde, aber jedes Mal, wenn ich dort war, fühlte ich mich gut, weil ich wusste, dass ich der Welt von Nutzen war.«*

OHNE VERÄNDERUNG GEHT ES NICHT

»Du kannst dir nicht immer aussuchen, was dir passiert, aber du kannst immer wählen, wie du dich deswegen fühlst.« *Danielle LaPorte*

Ob es dir gefällt oder nicht, dein Leben verändert sich ständig – genauso wie das Leben aller anderen Menschen. Was du deshalb brauchst, ist die Flexibilität, dich anzupassen. Stell dir einen Weizenhalm vor, der in der Erde verwurzelt ist und sich dennoch im Wind neigen kann. Wenn du nicht so biegsam bist, sind Veränderungen unweigerlich beängstigend und kräftezehrend. Bist du zur Flexibilität fähig oder bist du so starr, dass es dich wahnsinnig macht, wenn die Dinge nicht nach Plan verlaufen?

Nadia zum Beispiel spricht darüber, wenn sie Yoga unterrichtet, denn es geht dabei nicht nur darum, die eigenen Zehen im Stehen berühren zu können, sondern um die Fähigkeit, in allen Bereichen des Lebens flexibel, anmutig und leicht zu sein.

Es gibt gute Veränderungen, Dinge, die wir planen und erhoffen, und solche, auf die wir nicht gefasst sind. Manch eine Teilnehmerin von Nadias Yoga-Kurs für Schwangere hat zu ihr nach der Geburt gemeint: »Niemand hat mir gesagt, dass man dabei so allein ist oder dass es so hart sein würde.« Es gibt kein Ich in den ersten Monaten, alles dreht sich um das Baby.

Vielleicht stehst du gerade vor einer großen, grundlegenden Veränderung, etwa der Menopause, oder du baust ein Geschäft auf, willst eine Wohnung kaufen, eine Beziehung beenden, dich von einer Geschäftspartnerin trennen oder auf die Sicherheit eines regelmäßigen Einkommens verzichten, um etwas zu tun, an das du glaubst. Das sind alles Veränderungen, die bewirken, dass wir uns infrage stellen.

Auch andere Menschen verändern sich. So kann es schwer sein zu akzeptieren, dass sich eine Freundin in einer anderen Lebenssituation befindet als man selbst.

Es ist leicht, sich von Veränderungen verrückt machen zu lassen. Wenn sie dich ängstigen, reagierst du darauf vielleicht, indem du Alkohol trinkst, zu viel oder zu wenig isst oder einfach wie gelähmt bist und die Kontrolle abgibst, damit du keine Verantwortung übernehmen musst.

Wenn sich Veränderungen derart übermächtig anfühlen, neigen wir dazu, unsere Routinen aufzugeben, aber gerade jetzt brauchen wir sie am dringendsten. Überleg dir, wo du Halt findest. Das führt zu mehr Stabilität, die es dir ermöglicht, in einem anderen Bereich deines Lebens flexibler zu sein. Sorge dafür, dass es dir gut geht, indem du dem Schlaf und der Bewegung Priorität einräumst und dich gut ernährst. Das mag einfach und offensichtlich erscheinen, aber diese Dinge schaffen dir Raum, während anderes zunächst ungeklärt ist.

> Nadia: *»Jahrelang habe ich mich dagegen gewehrt, mir eine Wohnung zu kaufen, bis mir klar wurde, dass ich nicht die sorglose Person à la ›Wird schon gut gehen‹ und ›Es ist, wie es ist‹ bin, für die ich mich hielt. Mir wurde klar, dass ich, offen gestanden, schreckliche Angst vor der finanziellen Verpflichtung hatte. Ich musste die Angst vor dieser Veränderung, davor, mich an etwas zu binden, überwinden, um zu bekommen, was ich wirklich brauchte und immer haben wollte: ein Zuhause. Das Lustige ist – der Gedanke, ›angekettet‹ und ›festgebunden‹ zu sein hat mir solche Angst gemacht, aber jetzt will ich meine Wohnung kaum noch verlassen, weil ich sie so sehr liebe!«*

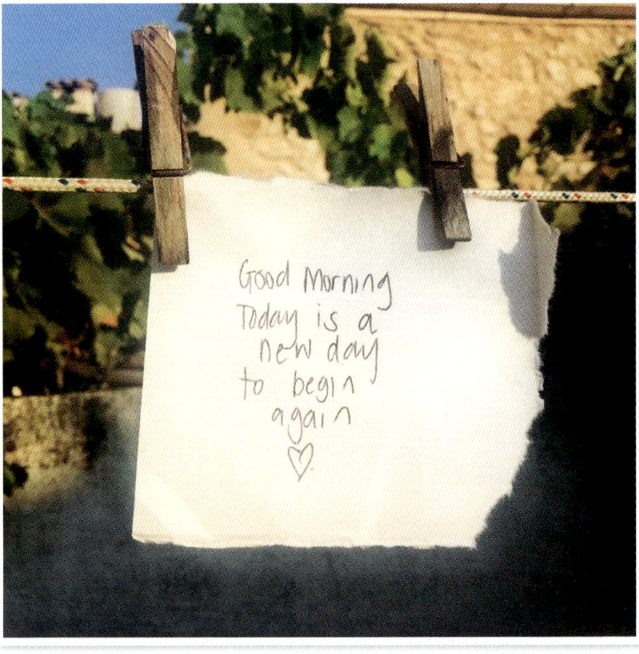
Good Morning
Today is a
new day
to begin
again

ERINNERE DICH DARAN, WAS DU TUN KANNST

* Kaum jemand ist gut darin zurückzublicken und zu sehen, was er schon alles geschafft hat. Liste all das auf, was du bisher im Leben erreicht hast, insbesondere wenn du dazu allerhand Widrigkeiten überwinden musstest.

* Selbst wenn du nicht die üblichen äußerlichen Zeichen von Erfolg vorzuweisen hast – ein Haus, einen liebenden Partner, Bilderbuchkinder –, wirst du Unglaubliches erreicht haben. Halte dir vor Augen, dass sich bei anderen vielleicht für alle sichtbar und äußerlich etwas verändert hat, bei dir aber innerlich.

* Überlege dir, wann du schon einmal Veränderungen erfolgreich gemeistert hast. Du liest ja dieses Buch, also hast du es so weit geschafft. Wie Gloria Steinem, die mit über 80 Jahren noch mitten im Leben steht, sagte: »Das Gute am Altsein ist, dass du gesehen hast, dass die Dinge schon schlechter waren.«

* Schreib auf, wann du eine superschwierige Zeit der Veränderung gut überstanden hast. Wie hast du dich vor, während und nach deinem Augenblick des Triumphs gefühlt? Denke bei deiner nächsten Herausforderung an diese Zeit und erinnere dich, dass du auch das geschafft hast.

WENN EINE GROSSE ENTSCHEIDUNG ANSTEHT

Es gibt Momente im Leben, da hat man das Gefühl, an einem Scheideweg zu stehen und mit einer Entscheidung sein Leben für immer zu verändern. Du spürst vielleicht den Druck, der mit einem wichtigen Entschluss einhergeht, etwa wegen eines neuen Jobs, der Trennung von deinem Partner oder der Veränderung eines Aspekts deines Lebens, mit dem du nicht glücklich bist. Deine Freundinnen geben dir vielleicht gute Ratschläge, aber letztlich kann niemand dir ganz sicher sagen, was passieren wird. Du kannst nur aus dem Bauch heraus und auf Basis des Wissens, das du in diesem Augenblick hast, entscheiden.

Auch wenn du dir später wünschst, du hättest eine andere Wahl getroffen, sei nett zu dir. Bedenke, dass du unter den gegebenen Umständen zu jener Zeit die beste Entscheidung getroffen hast. Zermartere dir nicht wegen Dingen das Gehirn, die du damals nicht wusstest.

Wie aber kannst du herausfinden, wie du jetzt die richtige Entscheidung triffst?

- Verschaffe dir etwas Ruhe und höre in dich hinein. Du wirst die Antwort bekommen, auch wenn sie nicht leicht zu hören ist.

- Frage andere, aber befolge nicht unbedingt deren Rat. Manchmal wissen Freunde sehr genau, was wir gerne hören möchten, und sagen uns genau das. Oder sie geben dir, mit besten Absichten, Tipps, die auf ihren eigenen Erfahrungen beruhen und nicht auf deinen. Doch du musst die für dich richtige Entscheidung treffen; denn du musst mit ihr und den Konsequenzen daraus leben.

- Frage dich: Wäre es schlecht, wenn alles gleich bliebe und ich keine Entscheidung träfe? Was würde passieren, wenn du nichts tätest?

- Schreib eine Liste der Vor- und Nachteile. Bleib so lange dabei, bis dir klar wird, in welche Richtung dein Handeln gehen soll.

* Überlege für jede deiner Optionen, was du bedauern würdest.
* Frage einen Therapeuten oder einen Lebenshilfe-Coach. Ein neutraler Außenstehender hat eine andere Perspektive als du und deine Lieben.

> Katia: *»Eine gute Freundin hat sich mit 38 in einen Mann verliebt, der keine Kinder wollte, sie hatte aber schon einen Kinderwunsch. Sie musste entscheiden, was ihr wichtiger war: ein Kind oder die Beziehung. Ich sagte zu ihr: Du musst entscheiden, was du brauchst und willst. Das Schlimmste wäre, wenn du mit ihm zusammenbliebest und ihm dann vorwerfen würdest, dass ihr keine Kinder habt. Selbst wenn ihr euch trennt und du kinderlos bleibst, hast du deine Entscheidung danach gefällt, was du in diesem Augenblick gebraucht und gewollt hast.«*

GEDANKEN DURCH MEDITATION WAHRNEHMEN

Im Buddhismus heißt es, das einzig Sichere im Leben ist die Veränderung. Die Praxis der Meditation dient dazu, sitzend beobachten zu lernen, was geschieht, ohne es zu beurteilen. Du lernst, Änderungen zur Kenntnis zu nehmen, ohne in eine Handlung verwickelt zu werden, in die du die Vergangenheit oder die Zukunft projizierst.

Sitze still und konzentriere dich auf deinen Atem. Du musst nicht die Beine kreuzen oder im Lotussitz sitzen (es sei denn, du möchtest es), sondern kannst einfach auf einem Stuhl sitzen. Du wirst feststellen, dass sich deine Gedanken dauernd verändern, vielleicht von »Ich bin so glücklich, alles ist super« zu »Ich bin so ein Arsch, warum habe ich das nur gesagt?« Beobachte einfach deine Gedanken und wie sie sich verändern. Lass sie geschehen und lass dich nicht in sie verstricken. Akzeptiere ihre wandelbare Natur und kehre immer wieder zu deinem Atem als Anker zurück.

KUR IN DER NATUR

Ein Spaziergang in der Natur, ob in einem Stadtpark oder auf dem Land, ist eine wunderbare Erfahrung für dein ganzes Wesen. Sie hilft dir, Veränderung wertzuschätzen, insbesondere ungewollte Veränderung, wenn du eine schwere Zeit durchmachst. Überlege dir also, wo in deiner Nähe du jeden Tag oder zumindest einmal wöchentlich spazieren gehen kannst.

Nimm jedes Mal denselben Weg und betrachte und registriere alles um dich herum. Überall wirst du, von Spaziergang zu Spaziergang, kleine Zeichen der Veränderung bemerken. Im Winter sind die Bäume kahl, tote Blätter bedecken die Erde. Dann kommen die Schneeglöckchen und die ersten Frühlingsknospen zum Vorschein. Einige Wochen später zeigen sich Glockenblumen und andere Blumen und das Gras beginnt zu wachsen. Mit der Ankunft des Sommers entfalten sich die Pflanzen zu voller Größe und alles scheint gleichzeitig zu blühen. Im Herbst siehst du dann, wie die Früchte reifen, die Blätter fallen und die Pilze aus dem Boden schießen.

Wenn du alle diese Veränderungen um dich herum wirklich wahrnimmst, statt in deinen Gedanken gefangen an ihnen vorbeizustolpern oder vorbeizuhasten oder dich allein auf die Musik aus deinem Kopfhörer zu konzentrieren, wirst du dich allmählich als Teil des natürlichen Lebenszyklus begreifen. Bei dem Gedanken an Veränderung wirst du dann nicht mehr in Panik verfallen oder wegrennen wollen, sondern du wirst dich mit der Zeit mit ihm anfreunden.

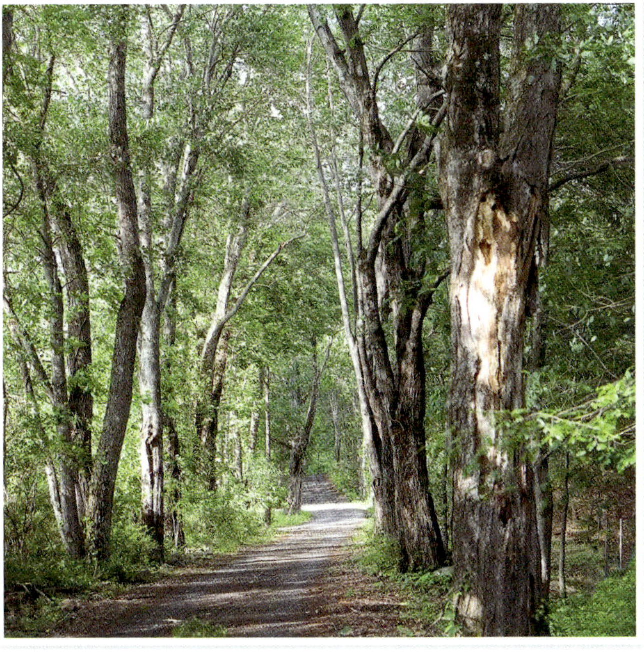

GEHE KLEINE SCHRITTE

Wenn dir alles zu viel wird und du nicht genau weißt, wie du weitermachen sollst, halte dich an das, was genau jetzt getan werden muss. Denke in kleinen Schritten, nicht in großen Sprüngen, und mach dir einen Plan. Frage dich: Was muss ich heute tun? Schreib dann deine Liste für heute. Wenn du dir immer wieder überlegst, was du insgesamt alles noch tun musst, brichst du vielleicht zusammen.

* Formuliere dein Ziel. Vielleicht musst du dich von jemandem befreien, den du liebst oder der gestorben ist. Oder du hast etwas Positives vor, etwa eine Hochzeit zu planen.

* Lass die Dinge in deinem Leben los, die dem Ziel nicht dienen, an dem du gerade arbeitest. Schaffe Raum für dein Vorhaben.

* Überlege dir, welche Ressourcen du brauchst, um dein Ziel zu erreichen. Gibt es jemanden, der dir helfen kann? Eine vertraute Person, die dir Rat geben kann? Leg eine Liste oder vielleicht sogar ein Moodboard an, um genau herauszufinden, was du möchtest.

* Schreib eine Liste, was du wann tun möchtest. Denke darüber nach, wann was zu geschehen hat, und trage die entsprechenden Termine in deinen Kalender ein. Setze Prioritäten. Überfordere dich nicht, sondern mach kleine Schritte.

* Arbeite einen Punkt nach dem anderen ab und reserviere dir ein paar Stunden täglich, in denen du deine ganze Aufmerksamkeit deinem Ziel widmest. Lass dich davon nicht auffressen und gib dir Zeit, um neue Energie zu schöpfen.

* Denke daran, dass zu guter Letzt alles klappen wird … dann kannst du dir gratulieren (oder dir einen Hochzeitsplaner besorgen)!

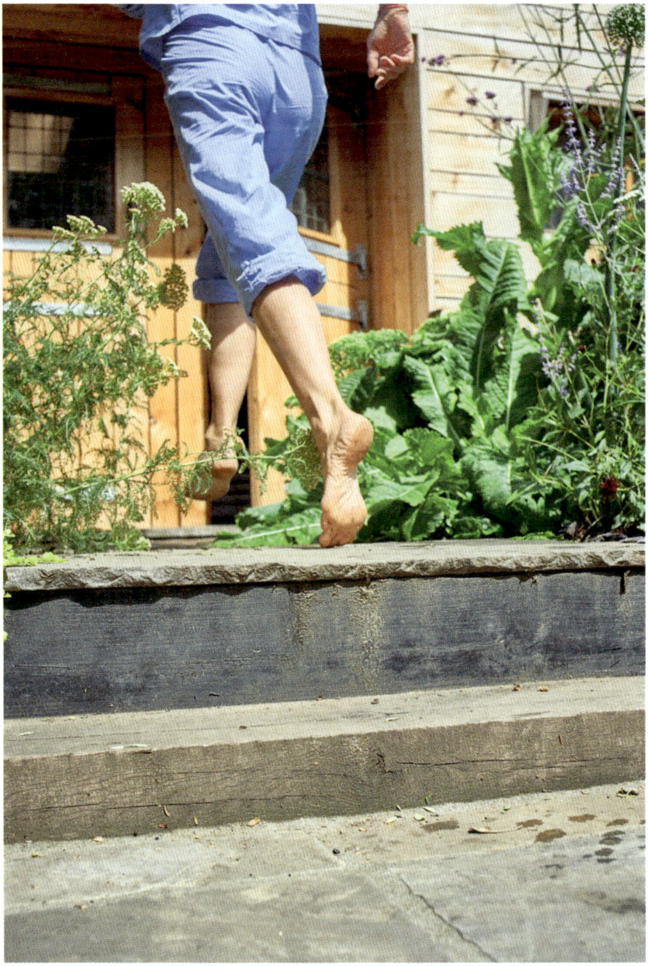

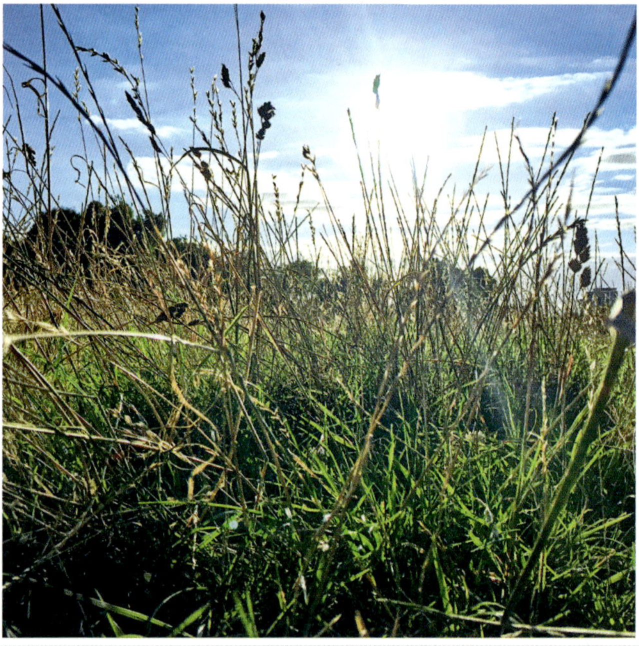

WIE DU MEHR HOFFNUNG IN DEIN LEBEN BRINGST

* Horche in dich hinein. Achte darauf, wie du dich fühlst. Mach das jeden Tag, am besten mehrmals, wenn du kannst.
* Frage dich, wie Hoffnung sich für dich anfühlt. Was erhoffst du dir gerade?
* Wann hast du das Gefühl, dass du dich nicht mit der Hoffnung verbinden kannst? Wann bist du besorgt oder ängstlich und was kannst du dagegen tun?
* Frage dich, wie es sich jetzt, in diesem Augenblick, für dich anfühlen würde zu hoffen?
* Was könntest du jetzt, in diesem Moment, tun, um in deinem Leben mehr Hoffnung zu verspüren?
* Tu heute etwas für dich, das dich hoffen lässt.

Frieden

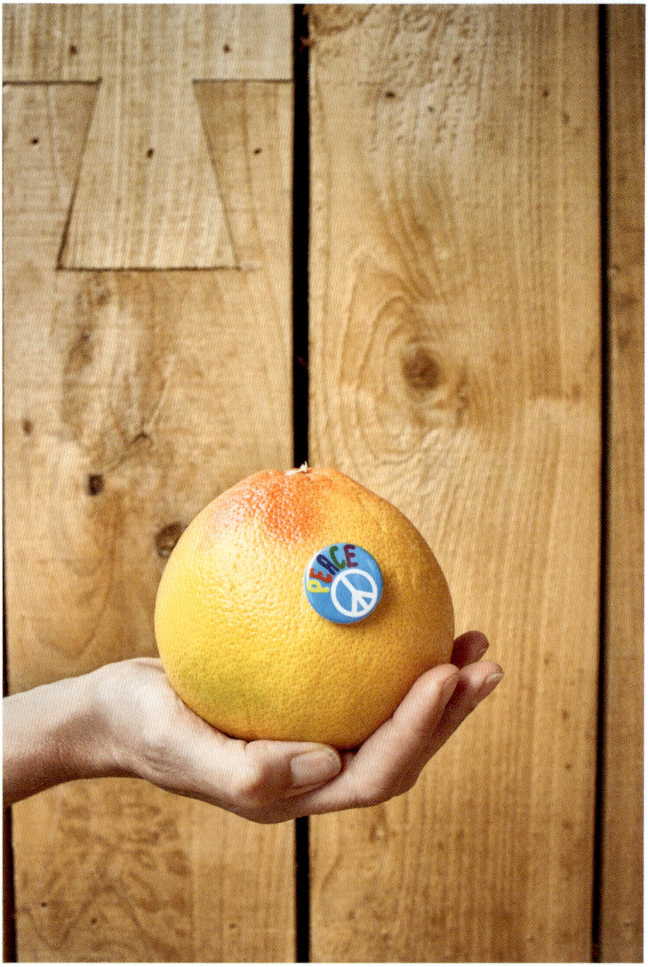
PEACE

»Lass kommen, was kommt. Lass gehen, was geht. Finde heraus, was bleibt.« *Ramana Maharshi*

Wann hast du dich das letzte Mal friedvoll gefühlt? Vielen fällt es schwer, einen solchen Augenblick zu benennen, weil das Gefühl von Frieden, Leichtigkeit und Gleichgewicht uns so wenig vertraut ist, dass wir uns kaum daran erinnern.

Der Grund ist auch, dass Frieden das Gegenteil von Stress ist, den wir alle viel besser kennen. Geschäftig und gestresst zu sein kann sich für uns normal anfühlen, aber wenn wir Frieden kultivieren und das Leben mit dieser Grundstimmung angehen, können wir auf intelligentere, überlegtere Art in der Welt sein, als wenn wir von Verpflichtung zu Verpflichtung rennen.

Vielleicht hast du schon die Überschriften in diesem Kapitel gelesen und gedacht: »Moment mal, Liebeskummer, Trauer, Krankheit – diese Dinge haben doch nichts mit Frieden zu tun!« Zugegeben, damit sind keine friedvollen Momente verbunden, aber genau wenn du mit solchen Geschehnissen konfrontiert wirst, brauchst du Frieden, Ruhe und Gleichgewicht am meisten. Wenn das Leben nicht in Ordnung ist, kann ein kleiner Augenblick des Friedens dich spüren lassen, dass es dir irgendwann in der Zukunft wieder gut gehen kann. Damit wollen wir nicht sagen, dass du dir einfach ein paar ruhige Minuten gönnen sollst und alle Probleme sind verschwunden, sondern dass du in Zeiten großer persönlicher Belastung jeden Tag ein bisschen etwas Gutes für dich tun solltest.

Geh so nett mit dir um, wie du es mit einer Freundin tun würdest, die schwere Zeiten durchmacht. Du würdest ihr nicht sagen, sie solle sich zusammenreißen und einfach weitermachen. Du wärst freundlich und umsichtig angesichts ihres Zustands. Finde etwas Abstand zu dem Ansturm des Lebens und den damit verbundenen Gefühlen, dann bist du hinterher gestärkt und kannst die Situation gut bewältigen.

STRESSIGE ZEITEN BEWÄLTIGEN

»Die Wahrheit wird dich frei machen, aber vorher wird sie dich so richtig ankotzen.« *Gloria Steinem*

»Wie geht's dir?« – »Na ja, viel zu tun.« Ist das deine übliche Antwort? Dauernd viel zu tun zu haben, kann sich super anfühlen. Man gibt anderen zu verstehen, dass das eigene Leben randvoll ist, dass man Leute trifft und unterwegs ist. Damit signalisiert man der Welt, dass man nicht einsam oder bedürftig ist. Viel um die Ohren zu haben bedeutet, dass man gefragt ist. Die eigene Zeit ist kostbar und begehrt.

Warum versuchst du nicht mal, ein wenig von dieser kostbaren Zeit für dich zu reservieren? Wenn du deinem Leben keine Pausen gönnst, in denen dein Körper und dein Geist alles das verarbeiten können, was unser schnelles, modernes Leben ausmacht, häuft sich Stress an.

Manche Menschen müssen jede Minute ihres Tages mit Aktivität anfüllen. Sie fühlen sich nicht gut, wenn sie nichts tun oder nicht überlegen, was sie tun müssten.

Self-Care erinnert dich daran, dass du Zeit brauchst, um zu sein, nicht, um etwas zu tun.

Wenn du dich gestresst fühlst, Leute anschreist oder krank wirst, sind das Anzeichen dafür, dass du mehr Pausen in deinem Leben brauchst. Füll sie mit der Self-Care-Praxis, die dir am besten tut – etwa Yoga, Kochen, Sport, Ruhen oder Töpfern –, ohne dass etwas Wichtiges auf dich wartet. Kannst du dich erinnern?

Wann musstest du zum letzten Mal nicht irgendwo sein? Wenn jeder Moment verplant ist, hat man schnell das Gefühl, dass alles über einem zusammenbricht.

Du könntest zehn Minuten früher aufstehen und die Zeit nutzen, um einfach zu sitzen und zu sein, dir vielleicht einen Tee kochen und ihn in Stille trinken. Oder du meditierst, um einen klaren Geist zu bekommen – das schenkt dir ein Gefühl des Friedens und hilft dir durch den Tag.

Woher du weißt, was für dich in einer Pause gut ist? Das merkst du daran, wie du dich hinterher, für den Rest des Tages, am nächsten Tag und sogar noch später fühlst.

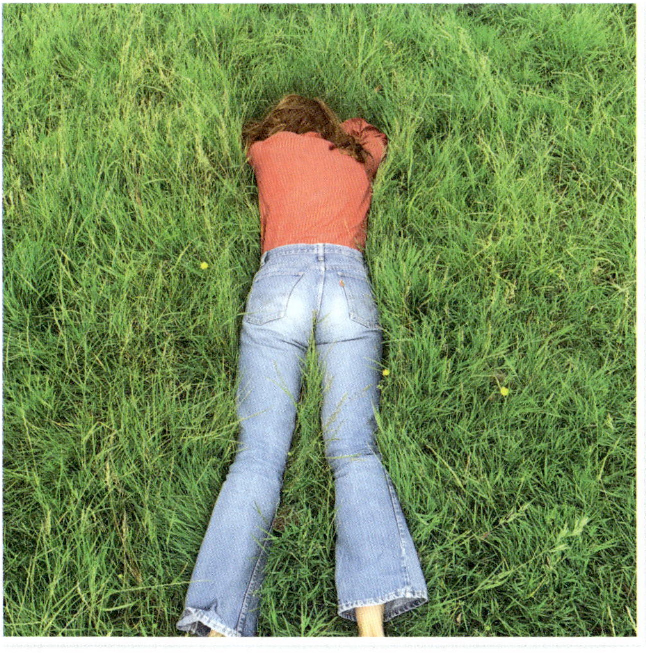

ARBEIT UND LEBEN IN DER BALANCE HALTEN

Kommt es vor, dass du dir das Leben anderer anschaust, und denkst, die haben alles im Griff? Vielleicht blicken sie auf dich und denken dasselbe. Nun, wir glauben nicht, dass jeder immer alles vollkommen im Griff hat.

Die richtige Balance von Arbeit und Leben ist super, wenn man sie hat – aber oft genug kommt das Leben dazwischen. Es hilft, wenn man sich dieses Gleichgewicht als etwas vorstellt, das über einen Monat oder ein Jahr gesehen gehalten wird, nicht aber tagtäglich.

Es wird immer Zeiten geben, in denen man der Familie Priorität gegenüber der Arbeit einräumen muss oder umgekehrt. Wenn du Kinder hast oder ein Geschäft, Verwandte oder Freunde, die von dir abhängig sind, Termine, einen Job oder jede beliebige Art von Verantwortung, musst du akzeptieren, dass immer wieder etwas schiefläuft. In solchen Krisen, wie groß oder klein sie auch sein mögen, kannst du nur in Ordnung bringen, was in deiner Macht liegt. Was du nicht ändern kannst, musst du akzeptieren – und du kannst Self-Care betreiben. Es ist besser, das Chaos so anzunehmen, wie es ist, als dagegen anzukämpfen.

Wenn die erste Panik vorüber ist, solltest du dir überlegen, wie du dir etwas Raum verschaffen kannst, um eine neue Perspektive zu gewinnen – etwa bei einem Spaziergang, beim Meditieren oder bei einem Sport, der dir den Kopf frei macht.

Natürlich akzeptieren wir, dass die Balance von Arbeit und Leben etwas sehr Fragiles ist. Aber wir glauben auch, dass man sich Systeme einrichten kann, die etwas von dem Druck nehmen, der auf einem lastet. So wie dein Self-Care-Sparkonto wirken sie in Zeiten, in denen alles aus dem Ruder läuft, als Puffer, sofern man es sich zur Gewohnheit gemacht hat, sie zu pflegen.

* Sei besser organisiert, als du es je für möglich gehalten hast. Trage alles, was du erledigen musst, in einen Kalender und/oder einen Jahresplan und in dein Smartphone ein. Lass dich an tägliche, wöchentliche und alle weiteren Aufgaben automatisch erinnern. Beziehe die anderen Personen in deinem Haushalt mit ein, indem ihr regelmäßig eure Kalender abgleicht. Übertrage deinen Kindern (und deinem Partner) die Verantwortung für ihre Sportsachen, die Hausaufgaben oder Freizeitveranstaltungen.

* Übe, Grenzen zu setzen. Du musst lernen, Nein zu allem zu sagen, was dich zusätzlich belastet, ohne dass du etwas zurückbekommst. Wir sagen nicht, dass du deine Lieben nicht unterstützen sollst. Tu dies aber nur, solange du nicht selbst darunter leidest. Schreib eine Liste mit all den Dingen, die du im letzten Monat hättest ablehnen sollen, zum Beispiel Kuchen für das Schulfest zu backen, ein Arbeitsessen zu organisieren, einen Abend mit einer Freundin zu verbringen, nur weil du dich verpflichtet gefühlt hast. Sag beim nächsten Mal Nein.

* Nimm dir Zeit für die Dinge, die du liebst. Jeder von uns opfert seine persönliche Zeit immer als Erstes. Was tust du am allerliebsten? Und wann hast du das zum letzen Mal gemacht? Schreib es ganz oben auf deine Liste und unterstreiche es.

* Schalte dein Smartphone mindestens einmal täglich aus. Schaffe dir dein Heiligtum der Stille, in das niemand eindringen darf. Auch über Nacht muss es nicht an sein. Du brauchst nicht ständig Zugriff auf andere zu haben und sie nicht auf dich. Wir erinnern uns noch an Zeiten, in denen man Briefe schreiben musste, um mit anderen zu kommunizieren (und das ist gar nicht lange her!).

* Reinige deine Gedanken, damit du nicht die ganze Zeit daran denkst, was du alles zu tun hast. Listen können helfen, aber auch Zeit für dich selbst. Meditation ist dafür die absolut beste Technik – und wenn du wirklich nicht meditieren kannst, probiere es mit aktiver Entspannung (siehe nächste Seite).

WENN DU NICHT LOSLASSEN KANNST, PRAKTIZIERE AKTIVE ENTSPANNUNG

Wenn Meditation dir Angst einjagt und das Stillsitzen für dich nicht machbar ist, muss dein Self-Care damit nichts zu tun haben. Manchmal ist es wichtiger, sich zu bewegen, um sich besser zu fühlen – auch um aus dem Kopf in den Körper zu kommen. Nadia praktiziert dazu gern Yoga, Katia kocht gern. Finde du aber deine eigene Methode, wie du deine Gedanken beruhigen und dir etwas Gutes tun kannst. Schreib dir dafür Termine in den Kalender und triff Verabredungen mit dir selbst, damit du tust, was dir gut tut.

* Praktiziere Yoga. Es verbindet dich mit deinem Körper, beruhigt den Geist und gibt dir ein Gefühl der Verbundenheit. Es lehrt dich, dir während der Bewegung deinen Atem bewusst zu machen, und beruhigt so dein ganzes System.

* Tanze zu deinen Lieblingssongs! Ein Song dauert meist nur drei oder vier Minuten, du kannst also genau planen, wie lange du tanzen willst. Sich zu Musik zu bewegen hebt die Stimmung und lässt Freude und ein Hochgefühl aufkommen.

* Koche etwas. Wenn du ein neues oder etwas komplizierteres Rezept auswählst, musst du dich richtig konzentrieren und kommst auf andere Gedanken, ohne dass du angestrengt aufmerksam sein musst. Die Kreativität des Kochens und die Freude, für andere Essen zuzubereiten, sind meist sehr wohltuend.

* Walke oder laufe im Park oder anderswo im Freien. Ein Aufenthalt im Grünen hebt nicht nur die Stimmung, sondern das Laufen setzt zusätzlich Wohlfühlhormone frei.

* Führe Tagebuch. Wenn du aufschreibst, was dir passiert, holst du die Erlebnisse aus deinem Inneren und bringst sie aufs Papier. Du kannst auch später, wenn die Sache längst vorbei ist, noch einmal nachlesen, wie gut du bestimmte Situationen gemeistert hast. Das ruft dir auch in Erinnerung, dass schlechte Gefühle wieder vergehen.

HORCHE IN DICH HINEIN

Dein Körper gibt dir Zeichen, wenn du dir zu viel vornimmst, achte also darauf. Vielleicht bist du ausgepowert, wirst krank oder fühlst dich nur ein bisschen überfordert. Lerne, auf das Frühwarnsystem deines Körpers zu hören, und sieh zu, dass du dir Zeit nimmst, um dich auszuruhen und zu erholen, bevor es noch schlimmer wird. Manche verspüren als erstes Anzeichen von Stress Kopfschmerzen, andere werden müde oder launisch.

Vielleicht hast du dich daran gewöhnt, immer viel zu tun zu haben. Lass aber auch mal deinen Körper auf die Frage antworten, ob das für ihn in Ordnung ist. Wenn die Antwort Nein lautet, solltest du etwas tun, das dich wieder zu Kräften kommen lässt, statt dich weiter zu erschöpfen.

Es ist hilfreich, dich selbst regelmäßig zu fragen, wie viel Stress du hast, statt einfach immer weiterzumachen. Denn nur dann kannst du deine Tage anders organisieren, falls das nötig ist. Bewusst langsamer zu tun verhindert, dass sich der tägliche Stress in Geist und Körper festsetzt. Wenn du in dich hineinhorchst, stell dir folgende Fragen:

* Habe ich Freude im Leben? Wann habe ich zuletzt gelacht?
* Empfinde ich das Gefühl der Überforderung als niederdrückend? Oder finde ich es manchmal auch ein bisschen aufregend und schön?
* Ist mein Glas halb leer oder randvoll – oder zumindest mehr voll als leer?
* Wie fühle ich mich körperlich? Habe ich Nacken- oder Rückenschmerzen, Verdauungsprobleme oder Kopfschmerzen? Du kennst die Zeichen deines Körpers.
* Mach ich zu viel? Und wenn ja, wie könnte ich das reduzieren?

PLANE ZEIT FÜR DICH SELBST EIN

Blättere deinen Kalender in Ruhe durch und schau mal, was du für die letzten und für die kommenden Wochen eingetragen hast. Geh jeden Tag durch. Womit hast du zuletzt die einzelnen Stunden verbracht? Erinnere dich daran, wie es dir dabei ging, und schreib auf, was sich nicht so gut angefühlt hat.

* Wenn du die vor dir liegende Woche anschaust, gibt es eine Aufgabe, einen Menschen, eine Veranstaltung oder eine Aufgabe, die Angst bei dir auslöst? Kannst du Zeit einplanen, in der du dich entspannst oder einfach Spaß hast? Wenn es nichts gibt, das du absagen kannst, ist dir das vielleicht in der Woche darauf möglich? Gibt es etwas, das du auf lange Sicht aufgeben könntest?

* Wenn du nichts findest, was du sein lassen könntest, markiere die Zeit farbig, in der du dich meistens in den sozialen Medien aufhältst, Serien schaust oder dir über andere Leute Gedanken machst.

* Vielen Menschen entgleitet die Zeit, sobald sie sich mit ihren E-Mails oder den sozialen Medien befassen. Kannst du für dich eine neue, disziplinierte Morgenroutine gestalten, die deinen Geist und deinen Körper stärkt? Etwa mit einer Tasse Tee und einer positiven oder inspirierenden Lektüre? Dann Meditation oder Yoga, und wenn du nur zehn Minuten dafür einplanst. Das bedeutet vielleicht, dass du früher aufstehen (und früher schlafengehen) musst, aber es wird deinen ganzen Tag verändern.

* Wäre es vielleicht gut, weniger auszugehen? Mehrere Abende hintereinander lang aufzubleiben und zu trinken mag im Augenblick Spaß machen, fühlt sich am Morgen danach aber meist nicht mehr gut an. Mach stattdessen das, was du dir am nächsten Morgen wünschst, getan zu haben: Sei produktiv, lies ein Buch oder schau dir eine Dokumentation an. Geh zum Yoga oder zum Fitness. Meditiere, koche. Tu etwas, das dich bereichert, und vermeide, was dir deine Kraft raubt.

- Kannst du dir einen Tag von der Arbeit freinehmen, um etwas für deinen Geist und deine Seele zu tun? Erzähl niemandem, dass du einmal nicht deinen Pflichten nachgehst. Tu etwas anderes in diesen Stunden: Besuche eine Galerie oder ein Museum, erkunde einen neuen Spazierweg oder schau dir allein einen Film im Kino an. Das kann schwierig sein, falls du selbstständig bist, aber statt zu denken, dass du an diesem Tag kein Geld verdient hast, betrachte die Zeit als Investition in deine Gesundheit. Als etwas, das dich glücklicher macht und besser im Job. Und: Es ist ja nur ein einziger Tag.
- Wenn du dir keinen ganzen Tag Zeit nehmen kannst, ist es vielleicht möglich, zumindest eine Stunde für Geist und Seele zu reservieren. Eine Freundin von mir, die zuhause arbeitet, hat zum Beispiel eines ihrer Zimmer mit einem sehr gemütlichen Tagesbett möbliert. Wenn sie Zeit dafür hat, kocht sie sich einen Tee und zieht sich mit einem Buch und ihrem Hund in diesen Raum zurück, schließt die Tür und genießt eine Stunde, in der sie liest und ein Nickerchen hält. Der Himmel auf Erden.
- Kannst du deine Arbeit anders organisieren? Eine Woche von zuhause aus zu arbeiten bringt den Vorteil mit sich, dass man jede Menge Arbeit erledigen und zwischendrin immer mal wieder die Waschmaschine neu bestücken kann.

BRUNNENKRESSE-BIRNEN-FENCHEL-SAFT

Brunnenkresse verleiht diesem Saft ein köstlich pfeffriges Aroma. Wer es weniger scharf mag, kann einen Teil der angegebenen Menge durch Spinat ersetzen.

2 Portionen

- *Bund Brunnenkresse (ca. 100 g)*
- *2 Birnen, Kerngehäuse entfernt*
- *2 Fenchelknollen, grob gehackt*
- *1 kleines, daumengroßes Stück Ingwer (braucht nicht geschält zu werden)*

Alle Zutaten entsaften und die Flüssigkeit gut umrühen, damit sich alles gut miteinander vermischt. Am besten entsaftet man zuerst die Brunnenkresse (oder anderes weiches Blattgemüse), dann drückt das härtere Obst oder Gemüse die Blätter durch den Entsafter.

Beim Kaltpressen bleiben die Enzyme für bis zu 4 Tage erhalten. Entsaftest du die Zutaten auf andere Weise, solltest du den Saft sofort trinken.

GRÜNE SCHÖNHEIT

Ein wunderschöner grüner Smoothie mit dem Geschmack der Tropen.

1 Portion

- *200 ml Kokoswasser*
- *1 Banane, tiefgefroren und geschält*
- *50 g junger Spinat*
- *1 TL Kokosöl*
- *1 TL Bienenpollen (nach belieben)*
- *50 g tiefgefrorene Mangostücke*
- *Saft von ¼ Limette*

Alle Zutaten im Standmixer glatt pürieren. Falls die Flüssigkeit zu dick ist, Wasser zugeben.

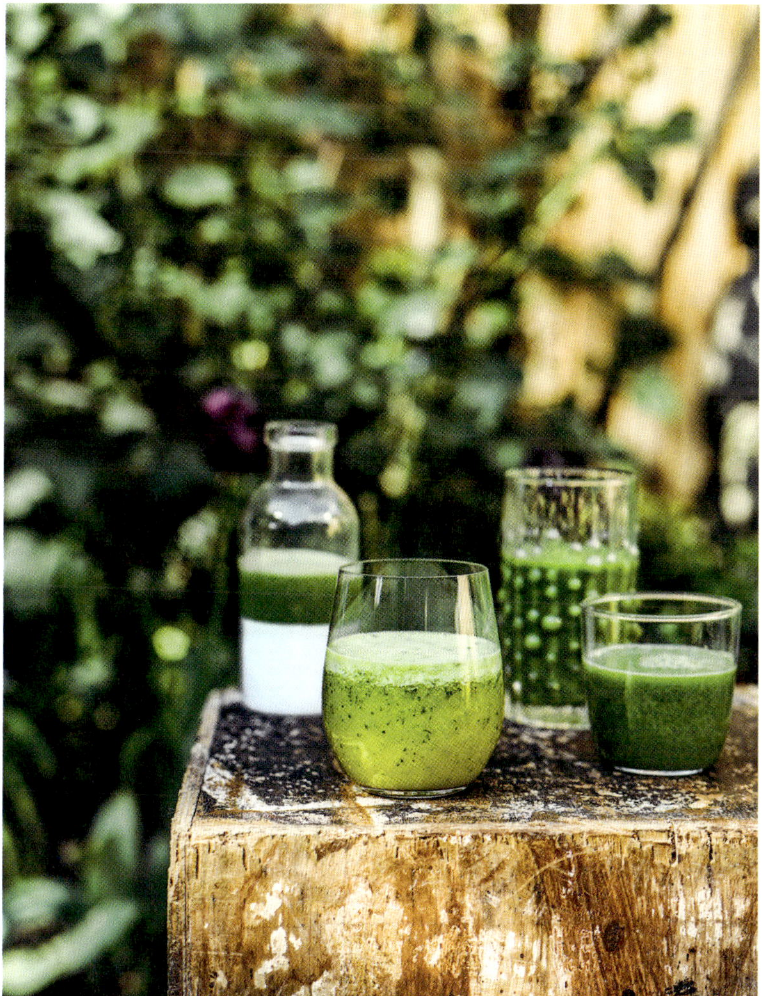

ANANAS-GRAPEFRUIT-KURKUMA-SAFT

Dieses Getränkt hat dank der Kurkuma eine wunderschöne leuchtend gelbe Farbe. Sei supervorsichtig mit der rohen Kurkuma, sie färbt alles – trage bei der Zubereitung dieses Safts nicht deinen weißen Lieblingspulli!

2 Portionen

¼–½ Ananas (ca. 200 ml Saft)

1 große rosa Grapefruit (ca. 200 ml Saft)

10 Minzblätter

1 kleines daumengroßes Stück Ingwer, ungeschält (ca. 50 g)

1 fingergroßes Stück Kurkumawurzel, ungeschält (ca. 20 g)

Die Ananas schälen und klein hacken, dann entsaften. Wenn du einen Kaltentsafter hast, schälst und entsaftest du die Grapefruit. Benutzt du einen Zentrifugalentsafter, ist es besser, die Grapefruit auszupressen.

Als Nächstes Minze, Ingwer und Kurkuma in den Entsafter geben und mit dem Fruchtsaft vermischen.

KALT AUFGEGOSSENER GRÜNER TEE

Dieses Getränk lässt sich unglaublich einfach zubereiten und ist herrlich erfrischend. Du schmeckst nicht nur das zarte Aroma des grünen Tees besonders gut, sondern bei der Kaltwasserzubereitung wird auch weniger Koffein freigesetzt, als wenn du mit kochendem Wasser arbeitest.

Verwende grüne Teeblätter guter Qualität und vor allem gutes Wasser – am besten sind Quellwasser oder gefiltertes Wasser.

1 EL grüne Oolong-Teeblätter

1 l Wasser

Teeblätter und Wasser in einem Krug mischen und über Nacht im Kühlschrank ziehen lassen. Am nächsten Tag den Tee abgießen und die Blätter wegwerfen.

Der kalt aufgegossene Tee hält sich 1 Woche im Kühlschrank, sofern du die Teeblätter abgegossen hast.

LASS DIR HELFEN

Oft ist es einfacher, anderen zu helfen, als um Hilfe zu bitten oder sie anzunehmen. Manche halten es für ein Zeichen von Schwäche oder Verletzlichkeit, Unterstützung zu brauchen, oder sie schämen sich, weil sie nicht alles allein schaffen. Doch niemand kann immer alles allein erledigen. Um Hilfe zu bitten ist ein Zeichen von Stärke, und wurde dir geholfen, kannst du etwas zurückgeben, indem du jemand anderem hilfst.

* Überlege, ob du eine Therapie machen willst. Wenn du sie nicht verschrieben bekommst (frag deinen Hausarzt), ist es vielleicht trotzdem die beste Investition, die du machen kannst. Du brauchst kein definiertes Problem zu haben. Eine Therapie kann sehr tief gehen und sich auf dein ganzes Wesen beziehen, ebenso lassen sich alltägliche Probleme bearbeiten, etwa wenn es darum geht, schwierige Gespräche zu führen oder dich zu unterstützen, wenn du dich unsicher, schlecht oder haltlos fühlst. Und wir alle kennen sie: die Freundin, die feststeckt und dasselbe negative Muster stets und ständig wiederholt. Oder bist das doch du selbst? Um hier weiterzukommen, wirst du Hilfe gut brauchen können.

* Wenn du viel um die Ohren hast und ständig denkst: »Ich krieg gleich einen Nervenzusammenbruch«, lass dir helfen. Respektiere aber die Grenzen anderer. Achte darauf, dass du sie nur vorübergehend und nicht dauerhaft beanspruchst.

* Frage eine Freundin oder einen Freund, ob du zum Essen kommen kannst.

* Frage andere Eltern, ob sie deine Kinder von der Schule mitbringen können.

* Ruf deine Geschwister an und frag sie, ob sie diese Woche bei euren Eltern vorbeischauen können, wenn du es nicht schaffst.

* Frag deinen Chef nach Unterstützung bei einer fordernden Aufgabe.

* Vielleicht kann ein Kollege oder Mentor dir bei einem bestimmten Problem oder mit Kontakten helfen.

Vergiss nicht, dich bei deinen Helfern zu bedanken. Mit Blumen oder einer handgeschriebenen Mitteilung kannst du sie wissen lassen, dass du ihre Freundlichkeit wertschätzt. Nimm es nicht als selbstverständlich hin, dass andere dich unterstützen. Vielleicht hat jemand eine Menge Zeit für dich aufgewendet – Zeit, nicht unbedingt Geld. Und biete stets an, anderen im Gegenzug ebenfalls zu helfen, falls einmal Not am Mann ist.

TIPP FÜR SOFORTIGE ENTSPANNUNG

Das Folgende klingt vielleicht etwas merkwürdig:

Als Katia professionelle Rückenmassagen gab, strengte sie das sehr an. So kam sie auf die Idee, sich in den Pausen zwischen den Anwendungen auf die Massageliege zu legen und sich vorzustellen, selbst massiert zu werden. So verrückt das klingt – es half ihr, sich zu entspannen, und gab ihr genug Kraft für die nächste Behandlung. Diese Technik wenden wir nun beide an – auch wenn wir eine echte Massage natürlich immer bevorzugen.

Verrückt, oder? Aber es ist einen Versuch wert.

SELF-CARE ZUR VORBEUGUNG

* Gönn dir eine Massage. Die Berührung trägt dazu bei, den Stress im Körper abzubauen. Lass dich, wenn möglich, mindestens alle zwei Monate massieren. Alternativ kannst du die Selbstmassage von Seite 30 ausprobieren.

* Entspannungsatmung. Nimm die Rückenlage ein und leg eine Hand flach auf dein Herz, die andere auf deinen Bauch. Atme durch die Nase ein und aus und horche in dich hinein, um wahrzunehmen, wo in deinem Körper du Verspannungen oder Unwohlsein spürst. Reibe deine Hände aneinander, bis sie warm sind, und leg sie auf diese Stellen. Ist der Schmerz emotional, legst du deine Hände auf dein Herz, ist er mental, legst du sie dir auf den Kopf. Atme fünfmal tief ein und aus.

* Den Rücken entspannen. Bei den meisten sitzen die Verspannungen im Rücken, mit dieser Technik lassen sich die Muskeln gut lockern. Nimm ein Badetuch und roll es von der längeren Seite her auf. Leg dich auf diese Rolle, sodass sie in voller Länge gegen deine Wirbelsäule drückt. Streck deine Arme und Beine sternförmig ab und entspanne dich komplett. Bleib fünf bis zehn Minuten still liegen und atme mit geschlossenen Augen tief ein und aus.

* Beine an der Wand. Leg dich so auf dein Bett, dass dein Po das Kopfteil oder die Wand berührt. Deine Beine liegen an der Wand, dabei zeigen deine Füße zur Decke. Bleib fünf bis zehn Minuten in dieser Haltung. Dabei entspannen sich müde Beinmuskeln, der Geist und das Nervensystem beruhigen sich. Diese Übung kann man auch sehr gut direkt vor dem Schlafengehen machen.

* Entspannende Körperreise. Setz oder leg dich hin und lenke deine Aufmerksamkeit zuerst auf deine Atmung. Beginne dann, nach und nach deinen ganzen Körper wahrzunehmen. Spüre in dich hinein, wo du etwas festhältst oder dich verkrampfst – und lass los. Beginne bei deinen Füßen und arbeite dich langsam nach oben bis zu deinem Kopf. Wandere dabei durch jeden Körperteil und entspanne ihn. Lass dir Zeit und atme mehrmals tief ein und aus, wenn du gedank-

lich an einer Stelle verweilst. Nutze deine Gedanken: Ich entspanne meine Füße. Ich entspanne meine Beine. Ich entspanne meinen Po. Ich entspanne meinen Rücken. Ich entspanne meine Hände und Arme. Ich entspanne meinen Bauch. Wenn ich einatme, hebt sich mein Bauch, wenn ich ausatme, senkt er sich. Mein Kopf fühlt sich schwer an und ist entspannt. Ich entspanne meine Augen, meine Lippen und meine Kiefer werden weich und entspannt. Mein ganzer Körper fühlt sich schwer und entspannt an. Jeder Teil von mir entspannt sich.

* Tennisballmassage. Die folgende Übung kannst du häufiger machen, wenn du an deinem Arbeitsplatz einen Stuhl mit Rückenlehne hast. Nimm den Tennisball auch mit ins Flugzeug, dann kannst du sie während langer Reisen machen, um deinen Rücken zu entspannen.

  Platziere den Tennisball zwischen oberem Rücken und Rückenlehne, dann lehn dich nach hinten an. Such die verspannten Stellen um deine Schultern und Schulterblätter herum und massiere sie mit dem Tennisball, indem du dich sanft bewegst. Spüre, wie sich die Verhärtungn lösen. Du kannst dich auch auf den Rücken legen und diese Übung durchführen.

* Kiefermassage. Die Kiefer vieler Menschen sind sehr angespannt. Eine Massage sorgt dafür, dass sich die Spannung löst: Balle deine Hände zu Fäusten und massiere deinen Unterkiefer mit deinen Fingerknöcheln sanft von unterhalb der Ohren bis zum Kinn.

* Geh spazieren. Morgens unterwegs zu sein ist ideal, wenn du in der Stadt lebst. Man entspannt sich meist besser, wenn weniger Menschen um einen herum sind. Nimm dir an den meisten Tagen 30 bis 40 Minuten Zeit für einen Spaziergang.

LIEBESKUMMER MUSS HEILEN

»Risiko ist der Preis für die Verbindungen zwischen Menschen.« *Amanda Palmer*

Dein Liebeskummer ist vielleicht noch frisch und du weißt nicht, was du mit dir anfangen sollst, außer auf dem Sofa zu liegen und immer wieder dieselben traurigen Lieder zu hören. Wenn dein Kummer schon etwas älter ist, hast du Freunden und Familie schon davon erzählt, wahrscheinlich öfter als einmal und vielleicht nach ein paar Drinks. Vielleicht haben sie von Online-Dating gesprochen, dir gesagt, dass es an der Zeit ist, dich neu zu orientieren, und du willst einfach nur schreien.

Liebeskummer zeigt sich auf unterschiedlichste Weise. Immer fühlt er sich furchtbar an und du hast eigentlich keine Lust mehr, ständig weinen zu müssen. Geht es dir noch nicht besser, obwohl andere meinen, es sei an der Zeit, hast du einen weiteren Grund, dich mies zu fühlen. Wir sagen: Höre auf, dich zu quälen, weil du traurig bist. Wenn du dir ein Bein brichst, braucht es auch eine Weile, um zu heilen. Niemand erwartet von dir, dass du schon eine Woche später wieder einen Marathon läufst. Der Gips schützt und stützt das Bein, bis der Knochen verheilt ist. Erst dann nimmt man dir diese Hülle ab und du zeigst der Welt dein dünnes, blasses, behaartes Bein! Doch Liebeskummer räumen andere weniger Verständnis oder Zeit ein als einem gebrochenen Knochen.

Freunde und Familie hören dir so ungefähr in den ersten zwei Wochen gerne zu, wenn du dir deinen Liebeskummer von der Seele reden musst, aber nach einer gewissen Zeit wird es ihnen vielleicht zu viel. Mach dir deswegen keine Vorwürfe und fühle dich auch nicht wie ein Verlierer wegen deiner Gefühle. Stell dir lieber vor, dass du dein Herz vorübergehend in Gips packst. Es ist durchaus sinnvoll, die eigene Trauer für eine begrenzte Zeit zuzulassen und ihr nachzugeben. Das bedeutet nicht, dass du sie später nie wieder spüren wirst, natürlich wirst du das, aber jetzt musst du direkt in dieses Gefühl hineingehen und es durch dich hindurchgehen lassen, statt so zu tun, als wäre es nicht da. Ansonsten hältst du die Trauer in deinem Körper fest.

Wie lange du brauchst, um deinen Kummer zu verarbeiten, ist nicht vorhersehbar und spiegelt nicht immer die Bedeutung einer Beziehung wider. Es kann sein, dass du das Ende einer superlangen und guten Beziehung schnell überwindest, hingegen an einem kurzen Flirt mit jemandem, der dich zurückgewiesen hat, länger zu knabbern hast. Das ist völlig in Ordnung. Lass einfach deine Gefühle so zu, wie sie sind.

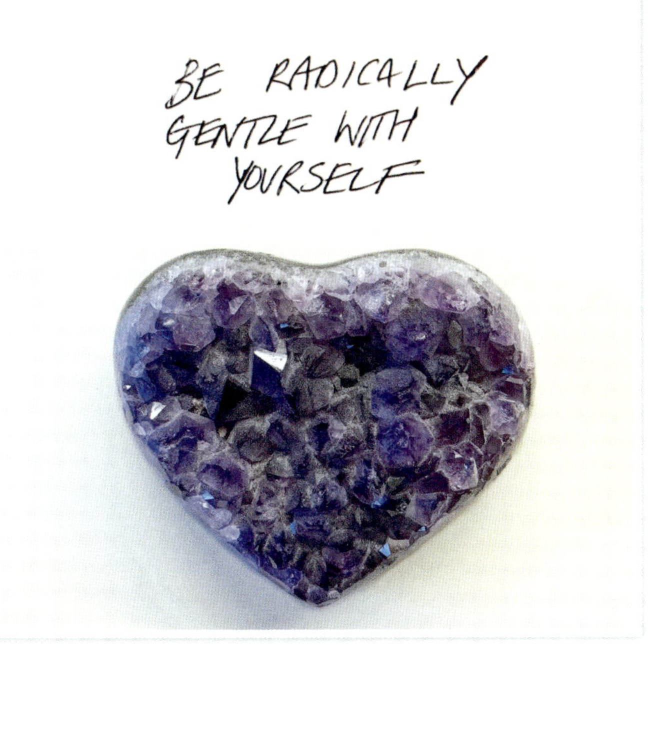

DIE EIGENEN GEFÜHLE ZULASSEN

Eine Trennung kann auf einmal unterschiedliche, komplizierte Gefühle auslösen, die sich nur schwer verarbeiten lassen. Darunter zum Beispiel Schmerz und Trauer, weil deine Partnerschaft zu Ende gegangen oder der Traum von einer Familie, die du dir für deine Zukunft vorgestellt hast, geplatzt ist. Deine Partnerin oder dein Partner war vielleicht genau der Mensch, mit dem du Kinder haben wolltest, und nun wirst du vielleicht niemals eine Familie haben. Auch Hoffnung kann da sein: Vielleicht kommt ihr wieder zusammen? Oder du ärgerst dich: Wie konnte der andere nur so ein Idiot sein? Oh, und dann ist da vielleicht auch Scham: Möglicherweise findest du, dass du nicht gut genug für den anderen warst und zu viele Fehler hast.

Self-Care bedeutet, all diese Gefühle zu spüren und sie durch dich hindurchgehen zu lassen. Wenn du so tust, als wären sie nicht da, oder versuchst, sie zu verändern oder dich zusammenzureißen, bevor du dazu bereit bist, wirst du länger brauchen, um über sie hinwegzukommen. Vielleicht denkst du, dass du wieder unter Leute gehen musst und deine Freunde sagen das auch. Doch dann bist du irgendwo und alles fühlt sich nur noch schlimmer an! Kummer vergeht nur, wenn er heilen darf, und du hast ihn dann verarbeitet, wenn es so weit ist.

Wissenschaftler haben nachgewiesen, dass Zurückweisung im Gehirn das Gleiche bewirkt wie körperlicher Schmerz und dieselben Chemikalien wie beim Entzug bei Suchtkranken ausgeschüttet werden. Du bildest dir deinen Schmerz also nicht ein. Menschen nehmen Ablehnung oftmals viel schwerer, als wenn eine Beziehung einfach nicht funktioniert. Zurückgewiesen zu werden kann sich selbst nach einer kurzen Beziehung so anfühlen, als würde man verrückt.

Sei jedoch achtsam, damit du den kleinen, aber feinen Unterschied wahrnimmst, ob du deine Gefühle zulässt und spürst oder ob du dich in ihnen verlierst.

WAS DU TUN KANNST, WENN DU LIEBESKUMMER HAST

* Wenn du eine schwere Phase durchmachst, solltest du dir jeden Tag etwas Gutes gönnen. Schon mit einer wunderbaren Mahlzeit, fünf Minuten Zeit für dich, einem Telefonat mit einem guten Freund oder einer Massage hilfst du dir selbst dabei, die harte Zeit gut zu überstehen. Auch gut: Yoga, Fitness oder Joggen.

* Als sich eine Freundin endlich von ihrem Langzeitpartner getrennt hatte, legte sie mit ihrer besten Freundin einen Wellness-Tag ein. Sie machte fast jede Behandlung mit und fühlte sich danach viel besser. Teuer, aber effektiv.

* Probier es mit Ausmalen. Wir hätten nie daran gedacht, aber eine Cousine hat uns diese tolle Geschichte erzählt. Sie kaufte sich nach der Trennung von ihrem Freund ein wirklich wunderschönes Ausmalbuch und malte über drei Monate hinweg ein einziges Bild aus. Das tat sie gemeinsam mit ihrer Mutter, die sich ebenfalls ein Bild vorgenommen hatte. Die beiden unterhielten sich über all das, was diese Cousine besprechen wollte. Inzwischen ist das Bild fertig und es ist unglaublich geworden. Ihr ist aus dieser harten Zeit etwas geblieben, worauf sie stolz sein kann. Dabei hat sie außerdem ihre Gefühle verarbeitet und die Sache hinter sich gelassen.

* Wecke deine Kreativität. Viele Künstler haben darüber berichtet, wie Liebeskummer sie inspiriert hat. Vielleicht kann deine Trauer schöpferische Energie in dir freisetzen? Besuche einen Kurs und lerne etwas Neues: Töpfern etwa oder Schreiben. Dich zu konzentrieren und deine Energien zu fokussieren wird dich auf andere Gedanken bringen. Das ist auch ein guter Weg, um neue Menschen kennenzulernen und dein Selbstvertrauen wieder aufzubauen.

* Kaufe dir ein paar inspirierende Lebenshilfebücher und entdecke neue Möglichkeiten, dich weiterzuentwickeln.

WAS DU BEI LIEBESKUMMER NICHT TUN SOLLTEST

- Stalke deinen Ex nicht in den sozialen Medien. Du willst sicher nicht sehen, dass er abends mit seinen Kumpels Spaß hat oder mit einer neuen Liebe unterwegs ist. Warum nicht mal einen Monat lang auf Social Media verzichten? Auch wenn du deinem Ex nicht mehr folgst oder ihn blockierst, werden eure gemeinsamen Freunde ihn weiterhin taggen und du bekommst immer noch alles mit – zumindest das Positive eines geschönten Lebens. Du brauchst ja nicht ewig offline zu bleiben, nur so lange, bis du die Trennung ein bisschen überwunden hast.

  Ebenso solltest du die Bilder deines Ex nicht auf Instagram liken, ihm codierte Botschaften schicken oder mit einem Post zeigen, dass du jetzt ein völlig anderes Leben führst. All das ist Energieverschwendung und nicht echt. Mach lieber etwas, das dir gut tut, und nutze deine Zeit für dich.

- Ruf deinen Verflossenen nicht an und schreib ihm keine Textnachrichten oder E-Mails, wenn du betrunken bist. Auch nicht, wenn du dich alleine fühlst und die Leere in dir füllen möchtest. Selbst wenn du dir in dem Moment einreden kannst, das wäre richtig, ist es das definitiv nicht. Gute Freunde werden dich davon abhalten – höre auf sie! Lösch alle Nummern und E-Mails. Schreib deinem Ex nicht, um ihm zu sagen, wie toll die Beziehung war und was er jetzt verpasst.

- Plane keinen Racheabend nach dem Motto: »Ich gehe aus und er wird sehen, wie toll ich aussehe und mich zurückhaben wollen.« Das funktioniert nicht. Tu alles, um toll auszusehen, aber tu es für dich und um dich toll zu *fühlen.*

- Schlaf nicht mit den Freunden deines Ex. Das wäre kein Racheakt, sondern hat eher etwas mit Selbstzerstörung zu tun.

- Rede nicht zu oft mit deinen Freundinnen über deinen ehemaligen Partner. Lass nicht zu, dass er dein Hauptgesprächsthema ist.

* Mach dir keine Vorwürfe. Manche Beziehungen enden, weil es einfach an der Zeit ist. Eine Trennung hat oft nichts Persönliches. Vielleicht geht es auch darum, dass du eine Lektion über dich lernen sollst. Denke daran: Du warst in Ordnung, bevor du deinen Ex kennengelernt hast, und du bist es auch, wenn er wieder weg ist. Wir alle kreieren Geschichten über unser Leben: Wie perfekt es als Paar war, wie toll wir unsere gemeinsamen Lieblingskneipen, -restaurants oder auch -spazierwege fanden. In Wahrheit bist du dort früher schon hingegangen und wirst es in Zukunft wieder tun.

> Nadia: *»Einmal ging ich nach einer Trennung über einen Bauernmarkt und dachte, wie ich die sonntäglichen Einkäufe mit meinem Ex vermisste. Dann wurde mir bewusst, dass ich mit ihm überhaupt nie auf den Bauernmarkt gegangen war! Manchmal ist die Fantasie stärker als die Realität.«*

UNTERBRECHE DIE VERBINDUNG

Bei diesem energetischen Ritual kappst du symbolisch die emotionale Verbindung zu deinem ehemaligen Partner, damit du dein Leben ohne ihn fortsetzen kannst. Das klingt ein bisschen nach Hexerei, aber es schadet niemanden – und ist sehr einfach. Manche Menschen haben Angst und machen sich Gedanken, dass die andere Person, um die es geht, anschließend nichts mehr mit ihnen zu tun haben will. Ja, das kann passieren. Aber die Beziehung könnte sich vielleicht auch zum Besseren wenden und zu einer Freundschaft entwickeln.

Achte darauf, dieses Ritual mit Freundlichkeit, nicht mit Hass oder Wut auszuführen. Setz dich an einen ruhigen Ort und sage laut: »Alles, was mir gehört, hole ich zu mir zurück. Und alles, was dir gehört, gebe ich dir zurück. Ich schicke dich mit Liebe fort.« Stell dir Fäden vor, die euch beide verbinden, und durchtrenne sie sanft.

Das ist alles.

SÜSSKARTOFFELPUFFER MIT JOGHURT-PAPRIKA-SAUCE

Ich liebe diese Puffer, meine Kinder lieben sie und wenn ich sie für andere zubereite, mache ich gleich einen Schwung für mich! Beim Braten wird der Mais köstlich braun – wie ich ihn am liebsten mag. Die Bratlinge kannst du auch gut in einer Plastikdose einfrieren, leg dann jeweils Backpapier dazwischen. Taue sie bei Zimmertemperatur wieder auf und wärme sie 10–15 Minuten im Ofen.

Ergibt etwa 12 Kartoffelpuffer

1 Süßkartoffel, (ca. 400 g)

1 Bund Frühlingszwiebeln (ca. 100 g), fein gehackt

1 rote Chilischote, entkernt und fein gehackt

3 EL Olivenöl (eventuell etwas mehr)

200 g Grünkohl, nur die Blätter

1 Dose Mais (à 340 g), abgetropft

100 g gemahlene Mandeln

½ TL Salz

Zeste von 1 Bio-Zitrone

2 Eier

3 EL Mehl (jedes beliebige Mehl, es soll nur die Zutaten binden)

Den Ofen auf 190 °C vorheizen.

Die Süßkartoffel waschen, mit einem Spieß oder Messer mehrere Löcher hineinbohren, damit sie durchgart. Im Ofen etwa 1 Stunde backen, bis der Zucker austritt und auf der Schale karamellisiert.

In der Zwischenzeit Frühlingszwiebeln und Chilischote in 1 EL Olivenöl bei schwacher Hitze weich dünsten.

Die Grünkohlblätter in kochendem Wasser 1 Minute blanchieren, danach abtropfen und abkühlen lassen. Dann das Wasser ausdrücken. In einer großen Rührschüssel Grünkohl, Mais, Frühlingszwiebeln, Chilischote, gemahlene Mandeln, Salz und Zitronenzeste miteinander vermengen.

Aus der fertig gegarten Süßkartoffel das Fleisch herauslöffeln, zerdrücken und zur Mischung geben. In einer kleineren Schüssel die Eier verquirlen und mit dem Mehl zu den übrigen Zutaten hinzufügen. Alles mit den Händen vermengen. Etwa je 2 EL der Mischung zu kleinen Puffern formen, diese flach drücken und beiseitestellen.

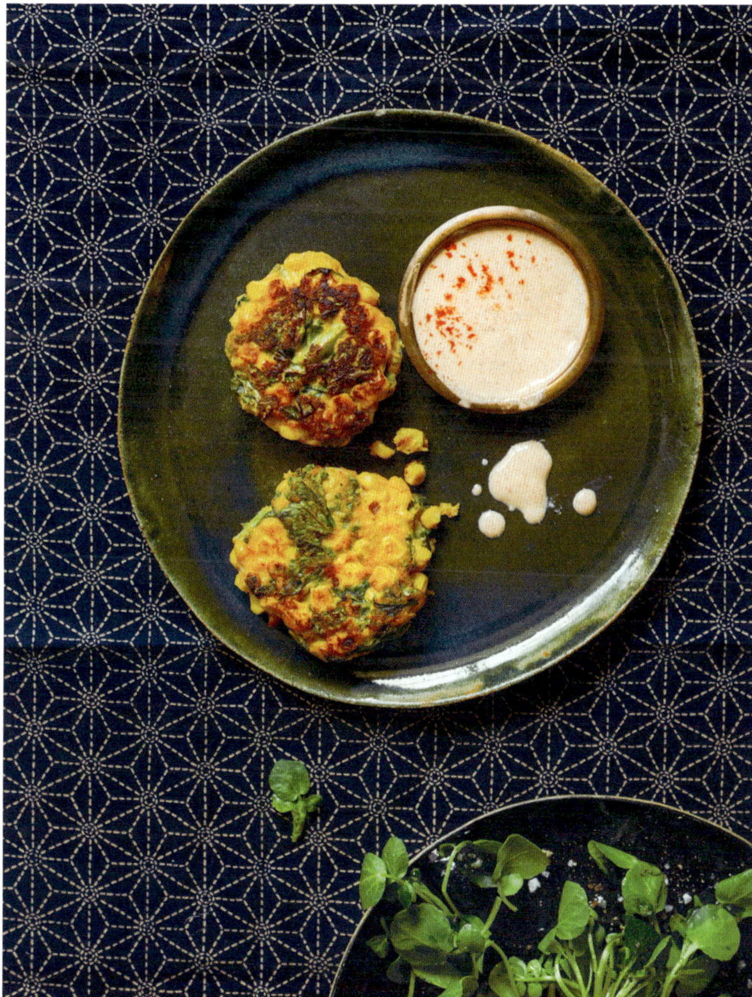

Für die Joghurt-Paprika-Sauce

75 g Naturjoghurt

¼ TL geräuchertes Paprikapulver

Saft von ½ Zitrone

1 Prise Salz

Alle Zutaten für die Joghurtsauce vermengen.

Das restliche Olivenöl in einer großen Pfanne erhitzen. Die Puffer bei mittlerer Hitze von jeder Seite etwa 4 Minuten goldbraun braten. Vorsichtig wenden, sie fallen leicht auseinander!

Die Pfanne vor jedem neuen Schwung Puffer mit Küchenpapier auswischen und frisches Öl hineingeben.

Pro Portion drei Puffer mit Joghurt-Paprika-Sauce und nach Belieben mit grünem Salat servieren.

SPINAT-ERBSEN-SUPPE MIT TRÜFFELÖL

Diese Suppe kocht meine Tante Max jeden Freitagabend. Ich habe ihr Rezept mit Trüffelöl ergänzt, weil ich finde, dass dies für eine köstliche erdige Note sorgt. Zugegeben, Trüffelöl ist ein Luxus, aber man braucht davon nur sehr wenig und es ist großartig, wenn man es vorrätig hat. Es schmeckt lecker zu Rühreiern, zu geröstetem Kürbis oder mit geriebenem Parmesan zu Pasta.

5 Portionen

2 EL Olivenöl
1 mittelgroße Lauchstange, gehackt
200 g Spinatblätter
300 g Erbsen (auch tiefgekühlt)
750 ml Gemüsebrühe
½ TL Salz
1 Prise schwarzer Pfeffer
2½ TL Trüffelöl

Das Olivenöl bei schwacher Hitze in einem großen Topf erhitzen. Den Lauch zufügen und etwa 8 Minuten dünsten, bis er weich und süß ist.

Den Spinat hinzugeben und zusammenfallen lassen, dann Erbsen, Brühe, Salz und Pfeffer zufügen. Aufkochen und 5 Minuten köcheln lassen.

Den Topf vom Herd nehmen und die Zutaten pürieren. Mit einem Stabmixer kannst du das Gemüse im Topf zerkleinern, ansonsten lässt du es etwas abkühlen, bevor du es in einen Standmixer gibst und glatt pürierst.

Anschließend die Suppe auf fünf Schalen aufteilen und jeweils etwas Trüffelöl darüberträufeln – ich verwende pro Portion etwa einen halben Teelöffel, aber nimm so viel, wie du magst.

BUDDHA-SCHALEN

Buddha-Schalen gehören zu den beliebtesten Gerichten im Café. Diese Bezeichnung bezieht sich auf die traditionellen Almosenschalen buddhistischer Mönche, die von Haus zu Haus gehen, um Essensspenden, sogenannte Pindapata, auf Deutsch »Almosenreichungen«, zu erhalten.

Wenn du eine eigene Schale kreieren möchtest, beginne mit Körnern oder Nudeln in der Mitte und arrangiere drei oder vier Zutaten drum herum. Mehr wäre zu viel. Verwende möglichst eine Algenart oder etwas Fermentiertes und reichlich Gemüse. Achte auch auf die Farben. Das Gericht kann schön bunt sein, damit es nicht langweilig aussieht. Das Gericht muss nicht vegetarisch sein, vielleicht möchtest du ein schönes Stück Fisch ergänzen.

Ich bereite die Salate und Pasteten gern am Wochenende vor, sodass ich alle Zutaten für die kommende Woche im Kühlschrank parat habe. Die Avocado wird erst kurz vor dem Verzehr hinzugefügt.

Ergibt 4 Schalen

Grünkohlsalat

1 Beutel Grünkohlblätter (290 g), fein gehackt

Für Dressing 1

2 TL Tamari

1 EL Sesamöl

1 TL Reisessig

Saft von 1 Limette

Den Grünkohl in eine Schüssel geben.

Die Zutaten für das Dressing 1 miteinander vermengen und zum Grünkohl geben. Mit den Händen einmassieren, bis der Grünkohl weich ist und glänzt.

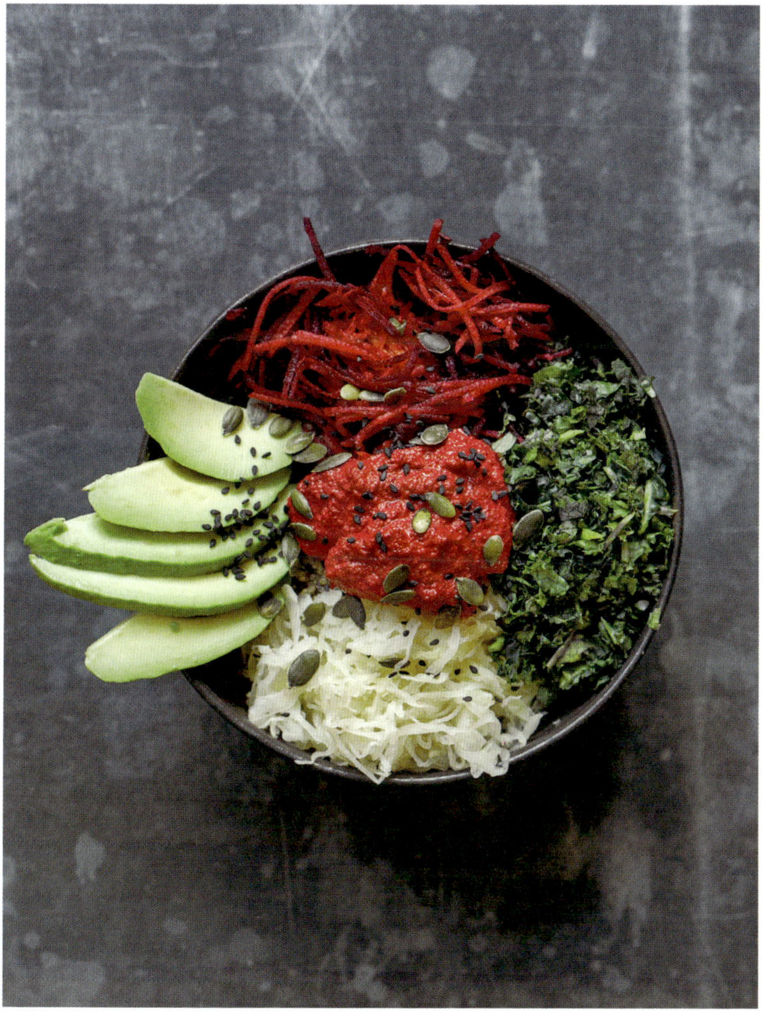

Karotten-Rote-Bete-Salat

2 große Karotten, geschält und gerieben

1 rohe Rote Bete, geschält und gerieben

Als Nächstes die geriebenen Karotten und die Rote Bete in eine Schüssel geben.

Die Zutaten für das Dressing 2 in einer Schüssel vermengen und zum Gemüse geben.

Für Dressing 2

Saft von 1 Orange

50 ml Olivenöl

75 ml Rotweinessig

¼ TL Salz

½ TL schwarzer Pfeffer

Schalenfüllung

200 g Quinoa, gekocht und abgekühlt

4 EL knallgrünes Dressing (siehe Seite 50)

1 Avocado

1 Glas rohes, fermentiertes Sauerkraut

4 EL Rote-Bete-Pastete (siehe Seite 178)

60 g geröstete Kürbiskerne

Die gekochte Quinoa mit dem knallgrünen Dressing mischen, etwas ziehen lassen.

Die Avocado halbieren, dann in Viertel schneiden und vorsichtig schälen. Die Viertel jeweils in drei schmale Spalten schneiden.

Nun die Schalen füllen. Die Quinoa auf vier Schalen verteilen – sie wird jeweils in der Mitte platziert. Außen herum Karotten- und Grünkohlsalat sowie Sauerkraut in gleichen Mengen anordnen. Die Avocadospalten auf einer Seite auflegen.

1 EL Rote-Bete-Pastete auf die Mitte geben und das Ganze vor dem Servieren mit gerösteten Kürbiskernen bestreuen.

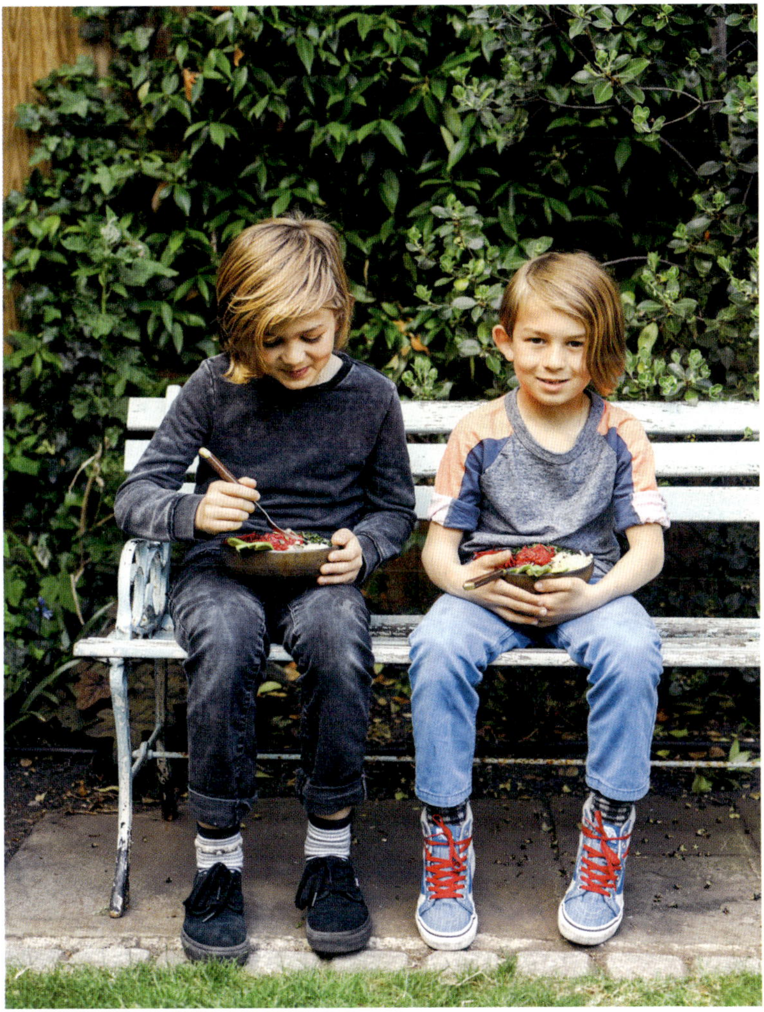

GEQUOLLENE HAFERFLOCKEN MIT ROSE UND CHIASAMEN

Zu diesem Rezept hat mich eine meiner Lieblingsköchinnen inspiriert: Sabrina Ghayour. In ihrem Buch Persiana *bereitet sie einen Reispudding mit Rosenwasser und Kardamom zu und ich wollte mit diesen Aromen etwas ganz Besonderes aus Haferflocken machen. Dieses Frühstück lässt sich super am Wochenende für die kommende stressige Woche vorbereiten.*

3 Portionen

130 g Haferflocken
2 EL Chiasamen
330 ml Hafermilch (oder andere Milch)
2 TL flüssiger Honig
1 Prise Salz
1 Prise gemahlener Zimt
1 TL Vanilleextrakt
Zeste von 1 Limette
2 Kardamomkapseln, daraus die gemahlenen Samen (oder 1 Prise gemahlenen Kardamom)
½ TL Rosenwasser

Zum Garnieren

gehackte Pistazien, Kürbiskerne und/oder geröstete Mandeln
getrocknete Rosenblätter

Haferflocken und Chiasamen in einer Schüssel mischen, dann die Hafermilch zugießen und sehr gut umrühren, damit die Chiasamen nicht verklumpen.

Die übrigen Zutaten zufügen und alles gut miteinander vermengen.

Die Schüssel abdecken und über Nacht in den Kühlschrank stellen. Am nächsten Morgen sind die Haferflocken aufgequollen und nahrhaft.

Direkt vor dem Verzehr eine kleine Handvoll gehackte Pistazien, Kürbiskerne, geröstete Mandeln und einige Rosenblätter darüberstreuen.

Die über Nacht eingeweichten Haferflocken halten sich im Kühlschrank bis zu 4 Tage.

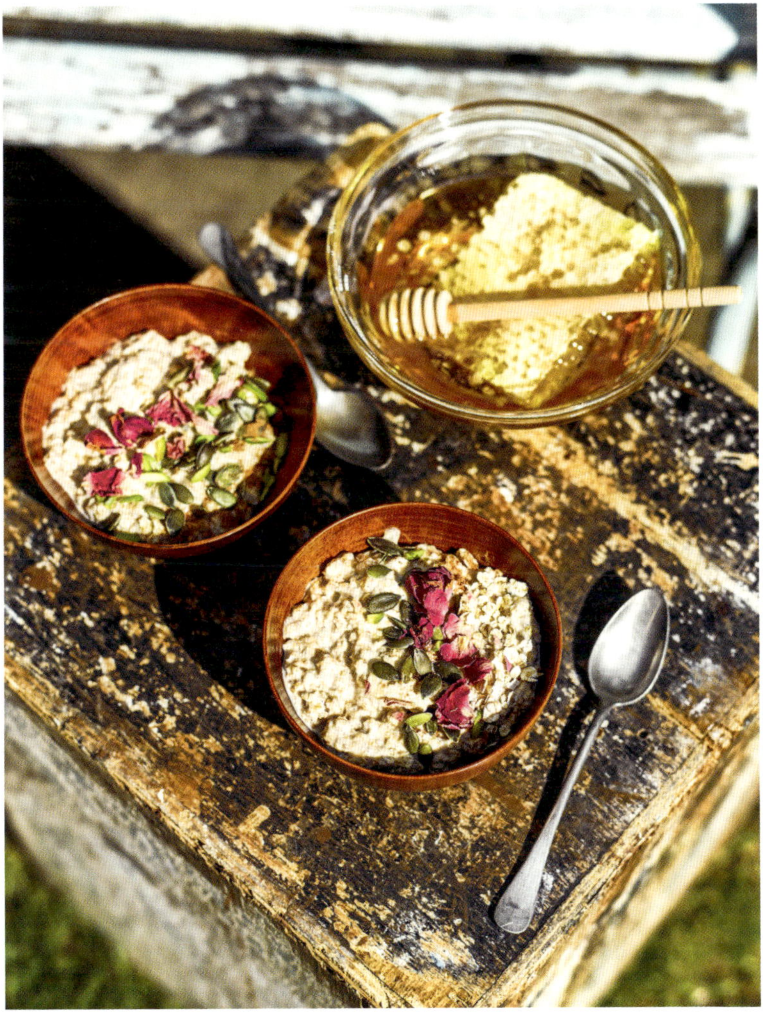

WENN GELIEBTE MENSCHEN STERBEN

»Wisse, dass dein Schmerz eines Tages deine Heilung sein wird.« *Rumi*

Der Verlust eines geliebten Menschen ist sehr schmerzhaft. Du machst eine harte Zeit durch und es gibt kein Entkommen. Du weißt erst, was Trauer mit dir macht, wenn du sie erfährst – Gefühle können dich vollkommen unerwartet treffen, vor allem dann, wenn du denkst, dass es dir gut geht. Es ist an dir, diesen Gefühlen genug Raum zu geben. Sobald du das akzeptiert hast, wird es etwas einfacher für dich, mit der Situation umzugehen.

Erlaube dir, verletzlich zu sein, erlaube dir, um Hilfe zu bitten. Wir hoffen, dass du Freunde und Verwandte um dich hast, die dir zur Seite stehen. Es kann sehr schwer sein, das auszuhalten, was du fühlst, zum Beispiel weil du dich bei der Arbeit auf eine bestimmte Weise verhalten musst, du nicht vor anderen Trauernden zusammenbrechen möchtest oder vor deinen Kindern stark sein willst.

* Der Besuch bei einem Trauertherapeuten ist vielleicht das Beste, wofür du deine Zeit und dein Geld jetzt ausgeben kannst. Er oder sie ist darin ausgebildet, dich durch den Trauerprozess zu begleiten. Das Ziel dabei ist nicht, dich über den Verlust hinwegzubringen, sondern ihn in das Gewebe deines Lebens einzuflechten, damit er dir nicht mehr wie ein riesiger, offener Krater vorkommt.

* Finde eine Selbsthilfegruppe mit Menschen, die auch jemanden verloren haben, um dich mit ihnen auszutauschen. Um Trauer zu bewältigen, brauchst du Hilfe von außen. Der Verlust eines Menschen kann einem den Boden unter den Füßen wegziehen, aber wenn andere dich auffangen, kannst du damit besser umgehen.

* Jeder reagiert auf Trauer anders, du weißt nicht, was sie mit dir macht. Sei also freundlich zu dir, respektiere deine Gefühle und versuche nicht, den Prozess zu beschleunigen. Als unser Vater starb, haben wir ganz unterschiedlich reagiert.

Katia: *»Ein paar Wochen, nachdem unser Vater gestorben war, wurde ich eines Nachts wach, setzte mich auf und ließ alles in einem riesigen, haltlosen Weinen los. Ich hatte keine Zeit und keinen Raum, mehr zu trauern, denn ich hatte gerade herausgefunden, dass ich schwanger war.«*

Nadia: *»Als wir Vaters Sachen ordneten, was sich anfühlte, als gingen wir sein ganzes Leben durch, weinte ich kaum. Als ich wieder zuhause war, kamen mir oft plötzlich unkontrolliert die Tränen. Manchmal konnte ich gar nicht aufhören, was mir gar nicht ähnlich sah. Das geschah drei Monate lang fast täglich.«*

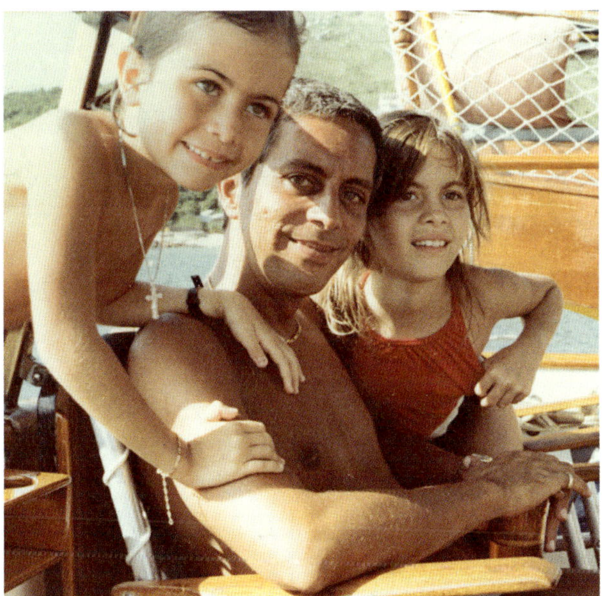

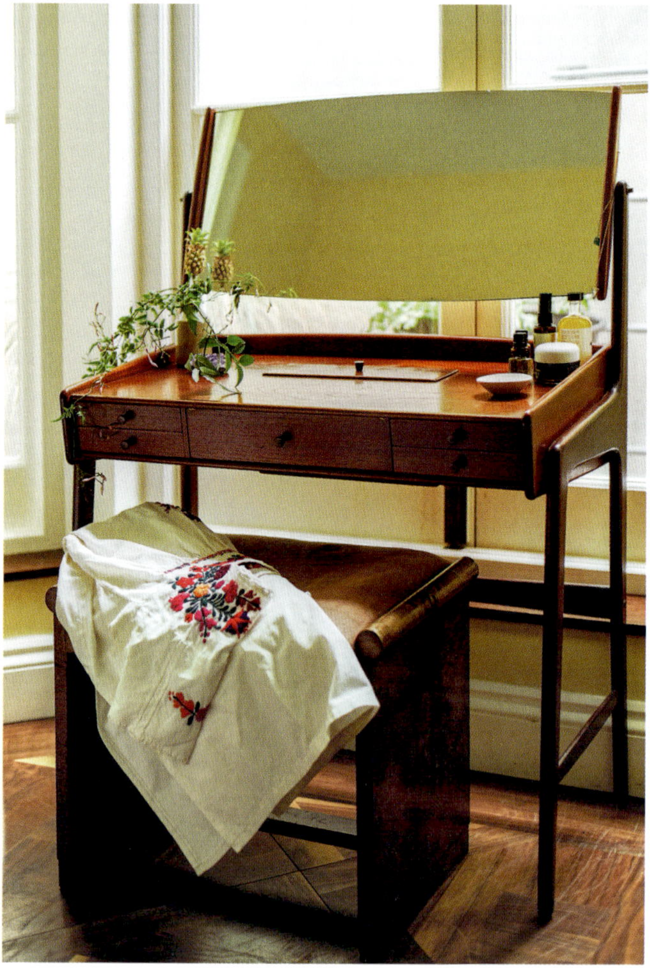

SEI JETZT BESONDERS NETT ZU DIR

Es steht völlig außer Frage, dass du dir in der Zeit nach dem Verlust eines geliebten Menschen selbst jeden Tag etwas Gutes tun solltest. Unsere wichtigste Botschaft an dich lautet: Jetzt ist der Augenblick, in dem du dir noch mehr Self-Care geben und dich auf keinen Fall vernachlässigen solltest, selbst wenn du glaubst, dass du das nicht schaffen kannst. Du musst jeden Tag mindestes einmal richtig nett zu dir sein, du kannst dir auch etwas ganz Kleines gönnen, das dir gut tut.

Und wenn du das geschafft hast, fügst du noch etwas Schönes hinzu.

Wenn du dich gut um dich kümmerst, ist es wichtig, dass du das auch bewusst wahrnimmst. Sag dir: »Ich tue dies für mich.« Damit sendest du dir die Botschaft, dass du dir selbst wichtig bist.

GEFÜHLE DURCH BERÜHRUNGEN VERARBEITEN

Wenn der emotionale Schmerz sehr schlimm ist, willst oder kannst du vielleicht nicht darüber sprechen; dann kann es passieren, dass sich die Gefühle im Körper festsetzen. In Zeiten der Trauer ist es daher sinnvoll, sich im wahrsten Wortsinn berühren zu lassen. Massagen beispielsweise verbessern nicht nur das Immunsystem, sondern verschaffen auch Linderung bei Stress, Angstzuständen und Depression.

Du glaubst nicht, dass sich Gefühle in deinen Körper einlagern? Wenn du in dich hineinhorchst, kannst du feststellen, dass deine Seele und dein Körper nicht voneinander getrennt sind. Passiert etwas Negatives, schlägt dir das direkt auf den Magen. Wenn du nervös wirst, fühlst du das wahrscheinlich in deiner Brust oder im Bauch. Dein ganzer Körper trägt deine Gefühle mit.

In unserer Gesellschaft neigen wir dazu, Gefühle wie Wut oder Trauer wegzuschieben. Wir denken, es sei falsch, unangemessen oder unhöflich, ihnen Ausdruck zu verleihen. Somit setzen sie sich in uns fest. Kinder sind großartig: Sie können weinen und einen Wutanfall bekommen, um zu verarbeiten, was sie stört. Es ist wichtig, dass wir unseren Gefühlen nicht aus dem Weg gehen, auch wenn sie unpassend oder unbequem sein mögen. Auch hilft es, wenn wir unseren Körper mit einbeziehen, wenn wir uns mit unseren Gefühle befassen.

Wenn du dir eine komplette Massage nicht vorstellen kannst, hilft dir vielleicht eine Fußmassage. Oder gönne dir eine Maniküre oder einen Besuch beim Friseur. Vielleicht denkst du, das sind oberflächliche Ablenkungsmanöver, wenn du so tief in der Trauer steckst. Probier aus, was davon das Richtige für dich ist, und du wirst überrascht sein, wie gut diese Berührungen tun.

WAS DU AUSPROBIEREN KANNST, WENN DU TRAUERST

* Errichte für die Person, die du verloren hast, einen Altar oder einen Schrein. Das kommt dir vielleicht etwas morbide vor, aber so bringst du sichtbar zum Ausdruck, wie viel diese Person dir bedeutet. Ein Altar ist nicht unbedingt etwas Religiöses. Such dir einfach einen Platz, wo du Bilder und Gegenstände aufstellst, die dir oder dem Menschen, den du betrauerst, etwas bedeuten. Hier kannst du mit diesem Menschen sprechen, als wäre er da, weil eure Beziehung weiterlebt, selbst wenn er fort ist.
* Umgib dich mit Menschen, die für dich da sind, denn die Trauer kann dich in den unerwartetsten Augenblicken überwältigen. Wie gut, wenn du dann in Gesellschaft der richtigen Menschen bist, denen du vertraust, die dich kennen und lieben und dir Geborgenheit schenken.
* Tu alles, um gut zu schlafen; damit haben Menschen in Trauer häufig Schwierigkeiten. Mach eine Schlafroutine zu deiner Priorität (siehe Seite 252).
* Ernähre dich gut. Nimm dir die Zeit, frische Zutaten zu kaufen und zuzubereiten, damit es dir nicht noch schlechter geht. Oder lass dich von anderen bekochen.
* Wenn dir jemand Hilfe anbietet, nimm sie an. Auch wenn du das Gefühl hast, dass niemand die Dinge so macht wie du selbst, lass dich unterstützen. Bitte um etwas Konkretes: mit deinem Hund spazierenzugehen, ein Zimmer zu putzen, deine Wäsche zu sortieren, eine Besorgung zu machen. Lass es zu, dass dich andere umsorgen.

ENTLASTUNG BEI KRANKHEIT

»Bestrafe dich nicht dafür, dass du nicht immer dein Bestes geben kannst.« *Yung Pueblo*

Die Idee, nach einer Krankheit erst einmal wieder richtig gesund zu werden, scheint aus dem modernen Leben verschwunden zu sein. Aber Vieles spricht dafür, ganz altmodisch zu ruhen, also einfach im Bett zu bleiben und sich zu erholen, sich nicht zu zwingen rauszugehen und vorzugeben, man sei wiederhergestellt. Was hilfreich ist, hängt natürlich davon ab, welche Krankheit du hast, doch egal ob es sich um eine zweitägige Erkältung oder um langwierige Erkrankung handelt, es ist nicht optimal, dich verfrüht wieder in den Alltag zu stürzen.

Bei leichteren Erkrankungen wird Self-Care zwar nicht helfen, schneller gesund zu werden, aber das Kranksein fällt dir dann vielleicht nicht so schwer. Die Werbung für Erkältungs- und Grippemittel gaukeln uns zwar vor, dass wir schnell die Symptome bekämpfen und wieder ins Leben zurückkehren müssen. Aber du bist kein Drückeberger, wenn du erst wieder zur Arbeit gehst, wenn du dich besser fühlst.

Die meisten von uns scheinen zu denken, wenn sie gehen können, können sie auch arbeiten. Doch wird eine Erkältung mit Medikamenten unterdrückt, kommt sie oft wieder und entwickelt sich manchmal sogar zu etwas Schlimmerem. Niemand arbeitet gut, wenn er krank ist. Vielleicht sagt dir dein Körper damit, dass er jetzt in erster Linie eine Pause braucht. Bist du also nicht in Topform, erlauben wir dir, dich wieder ins Bett zu legen – und dort zu bleiben. Gib dir Zeit, dich auszuruhen und wirklich vollständig gesund zu werden. Wir hoffen, es geht dir bald besser.

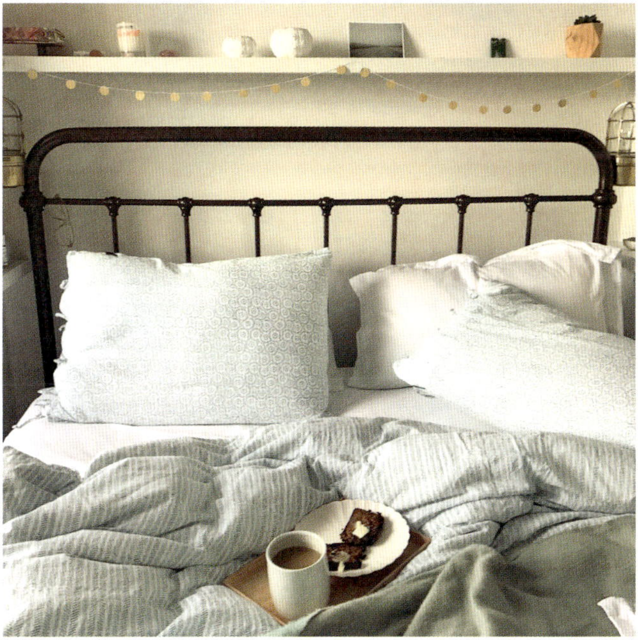

WIE DU DICH AUSKURIERST

(und wie nicht)

Vor einigen Jahren dachte Katia, sie hätte eine Blinddarmentzündung, und ging ins Krankenhaus. Bei den Untersuchungen stellte sich heraus, dass ihr Dickdarm Probleme macht, ein Teil sollte entfernt werden – ihr stand also eine ziemlich große Operation bevor.

Es war tatsächlich eine ernste Sache. Katia war eine Woche im Krankenhaus und es dauerte drei ganze Monate, bis sie vollständig wiederhergestellt war. Während ihrer Zeit im Krankenhaus und der sich anschließenden Genesungphase zuhause achteten wir sehr darauf, alles zu tun, was ihr gut tat. Wir erkannten in dieser Zeit, wie stark sich Self-Care auf ihre Stimmung und ihre Erholung auswirkten.

WAS DIR HILFT

* Bitte jemanden darum, dein Bett möglichst alle paar Tage frisch zu beziehen. Saubere Bettwäsche fühlt sich himmlisch an, wenn man krank ist. Falls das nicht möglich ist, erneuere zumindest das Bettlaken und die Kopfkissenbezüge oder nur die Kissenbezüge.

* Mach es dir mit zusätzlichen Kissen für verschiedene Sitzhaltungen im Bett bequem. Im Winter sind eine Wärmflasche und eine extraweiche Wolldecke wohltuend, im Sommer ein leichtes Bettlaken statt des Federbetts.

* Ziehe frische Nachtwäsche an: einen wundervollen weichen Schlafanzug, dein Lieblingsnachthemd, gemütliche Bettsocken, dein weichstes altes T-Shirt – was immer sich gut anfühlt.

* Wende Aromatherapie an. Bei Krankheit eignen sich als ätherische Öle antibakterielles Teebaumöl, beruhigendes Lavendelöl oder belebendes Mandarinen-

bzw. Orangenöl. Gib dein Lieblingsöl in eine Duftlampe, um dein Zimmer mit dem entsprechenden Geruch zu erfüllen.

Gib einige Tropfen Lavendelöl auf dein Kissen oder ein paar Tropfen Teebaum- und Lavendelöl in eine Sprühflasche mit Wasser. Verwende die Mischung als Raumduft, statt chemische Mittel zu verwenden.

Lass einen Tropfen Pfefferminzöl von Lebensmittelqualität auf deiner Zunge zergehen. Du kannst auch einen Tropfen auf deine Hand geben und den aufsteigenden Duft inhalieren. Das hebt die Stimmung und schenkt dir ein Gefühl von Frische.

* Dusche oder bade täglich, sofern deine Krankheit das erlaubt. Hast du Husten oder eine Erkältung und die Atemwege sind zu, löst eine Dampfinhalation den Schleim (bis zu zweimal täglich anwenden).

* Sobald du dich bewegen kannst, empfiehlt sich regenerierendes Yoga. Das kann helfen, weil es deinen Körper beruhigt, und so dazu beiträgt, dass du dich von übermäßigem Stress erholst. Wenn dir noch nicht nach Bewegung ist, probiere Yoga Nidra, eine systematische Tiefenentspannung, die ähnlich wirkt wie Meditation. Du liegst ruhig da und hörst eine Melodie, die Körper und Geist entspannt. Es gibt Hunderte von Apps für Yoga Nidra. Wähle die aus, die dir gut tut und am besten gefällt.

* Schlaf, wann immer dir danach ist. Insbesondere, wenn du im Krankenhaus warst, wo man manchmal kein Auge zukriegt, weil ständig Krach, Licht und Menschen um einen herum sind. Und dann schlaf noch ein bisschen.

* Verwöhn dich mit körperlicher Berührung. Gönn dir eine Fußreflexzonenmassage, eine Kopf- und Nackenmassage oder eine sanfte Massage des Körpers. Als besonders wohltuend wirst du das empfinden, wenn du lange das Bett hüten musstest, denn Massagen regen den Kreislauf an und stärken das Immunsystem.

* Bitte um Hilfe, wann immer du Unterstützung brauchst.

WAS DIR NICHT HILFT

* Ständig Serien anschauen: Es mag sich wie der reine Luxus anfühlen, mit dem Laptop oder Tablet im Bett zu sitzen, aber erholsam ist das nicht. Während du dir auf den Bildschirm etwas anschaust, ist dein Geist aktiv und dein Nervensystem aktiviert. Nur richtige Ruhe hilft dir, dich zu regenerieren.

* Zu viel Besuch: Du willst niemanden sehen, der dich prüfend anschaut, Lärm macht oder etwas von dir will. Wenn dies nach deinen Kindern klingt (ehrlicherweise klingt das wohl nach den meisten Kindern), kannst du vielleicht jemanden bitten, sich um sie zu kümmern, damit du zur Ruhe kommst. Lass dich nur von Leuten besuchen, die dir helfen wollen, nicht von Personen, die aus Pflichtgefühl kommen. Und achte darauf, dass es nicht zu viele auf einmal sind.

* Berufliche E-Mails lesen: Du bist krank – jetzt kannst du deine Aufgaben nicht erledigen. Die Menschen, für die du arbeitest, werden wollen, dass du wieder gesund wirst – und das wird nichts, wenn du dir Stress machst. Sorge dafür, dass sich zuhause und in der Arbeit jemand anderes um alles Wichtige kümmert, solange du dazu nicht in der Lage bist.

HEILENDE MEDITATION

Es gibt eine einfache und effektive Meditation zur Selbstheilung. Du kannst sie durchführen, wann immer du das Bedürfnis danach hast. Sie ist besonders effektiv, wenn du die ersten Symptome einer Krankheit spürst, funktioniert aber auch bei tiefsitzenden Krankheiten, wenn sie häufig und sehr konzentriert durchgeführt wird.

Wir sagen damit nicht, dass eine heilende Meditation eine ärztliche Behandlung ersetzen kann. Aber sie kann dir geistig und körperlich Aufschwung geben, wenn die Krankheit dich schwächt.

Und so gehst du vor: Wenn du ein paar Minuten ohne Beschäftigung bist und insbesondere vor dem Einschlafen und morgens vor dem Aufstehen »überflutest« du deinen Körper mit gesunden Gedanken:

Leg dich flach auf den Rücken und schließe deine Augen.

Entspanne deinen ganzen Körper und stell dir vor, dass der Boden unter dir dich ganz und gar hält.

Konzentriere dich nach und nach auf jedes einzelne Organ in deinem Körper und stell dir vor, wie heilende Energie und Licht es füllen. Danke jedem Organ einzeln – deiner Leber, deinem Herzen, deiner Lunge usw. – für alles, was es für dich tut.

Erfülle deinen ganzen Körper, von den Zehen bis zur Krone, mit dem Gefühl von Licht und Frieden. Sende deinem ganzen Wesen Dankbarkeit und Heilung.

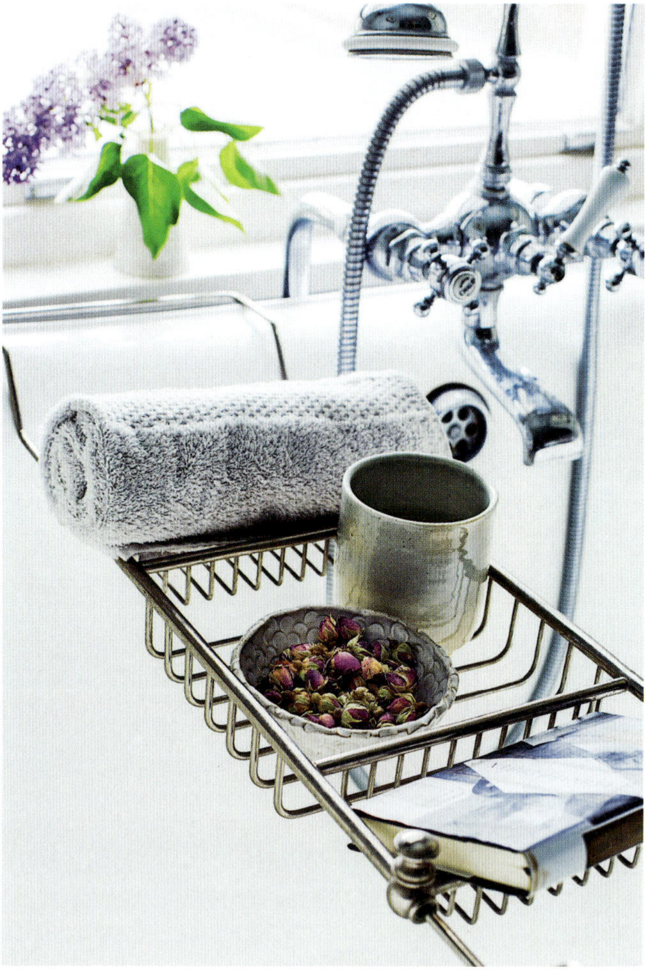

NIMM EIN HEILENDES BAD

Ein Bad sorgt für herrliche Entspannung am Ende eines Tages und ist ein Garant für guten Schlaf. Ein paar kleine Handgriffe genügen, um ein normales in ein heilendes Bad zu verwandeln. Damit meinen wir nicht, dass sich damit eine schwere Krankheit heilen lässt, aber wir hoffen, dass du dich einfach ein bisschen besser fühlst, wenn du aus dem Wasser kommst. Dies sind einige unserer Favoriten:

Schlaf-gut-Bad. Bittersalz ist sehr reich an Magnesium und ein wunderbarer Zusatz für ein Bad direkt vor dem Schlafengehen. Es muss nicht teuer sein – du kannst einen Fünf-Kilo-Beutel online bestellen. Wenn du das Salz in einem Glas neben der Badewanne aufbewahrst, hält es Monate. Verwende eine Tasse pro Bad.

Entspannungsbad. Gib drei oder vier Tropfen entspannendes ätherisches Lavendel- und Kamilleöl mit einem Esslöffel Milch in ein Schraubglas. Verschließ es, schüttel es kräftig und gib die Mischung in ein warmes Bad. Wenn du das Öl mit Milch mischst, verteilt es sich gleichmäßiger im Badewasser und schwimmt nicht an der Wasseroberfläche. Du kannst es auch direkt ins Wasser geben, wenn dir das lieber ist.

Hautberuhigendes Bad. Dieser Zusatz hilft bei jeder Art Entzündung, Ekzemen, Insektenstichen und leichtem Sonnenbrand. Nimm eine Handvoll Haferflocken und wickel sie in ein Musselintuch. Oder gib sie in eine Socke und knote diese zu. Binde das Bündel an den Wasserhahn und lass das Badewasser darüberfließen. Um gereizte Haut zu beruhigen, fügst du einen Tropfen Lavendelöl hinzu.

Entgiftungsbad. Gib eine bis zwei Tassen Apfelessig in dein Badewasser. Das ist auch gut, um dich nach einem anstrengenden Tag energetisch zu reinigen. Denke daran, dich emotional genauso zu reinigen wie deinen Körper, wenn du von vielen Menschen umgeben oder in schwierigen Situationen warst.

Bei Muskelkater. Gib fünf Topfen ätherisches Rosmarinöl und eine Tasse Bittersalz in dein Badewasser.

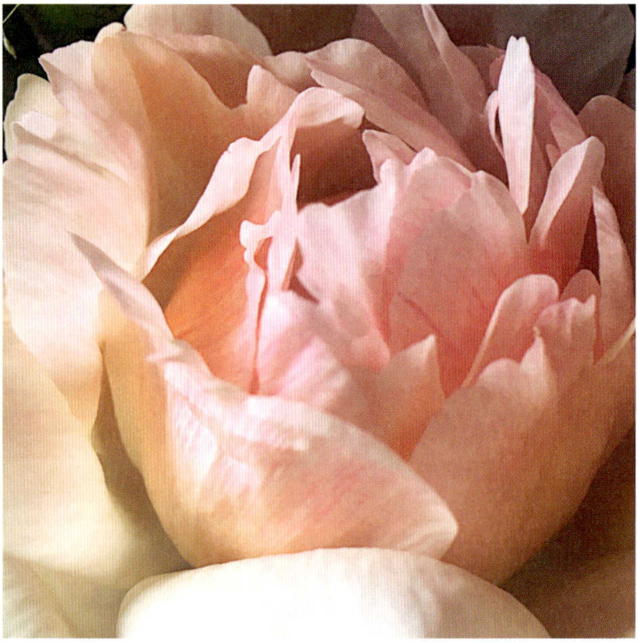

WIE DU MEHR FRIEDEN VERSPÜRST

* Horch in dich hinein und nimm wahr, wie du dich fühlst. Mach dies jeden Tag, möglichst mehrmals.
* Frage dich, wie sich Frieden für dich anfühlt. Kannst du lernen, ihn in stressigen Zeiten zu spüren? Und auch in Zeiten, in denen alles einfach ist?
* Wann spürst du, dass du dich nicht in das Gefühl des Friedens einstimmen kannst? Was kannst du tun, um das zu ändern?
* Frag dich, wie sich Frieden genau jetzt, in diesem Moment, für dich anfühlen würde.
* Was könntest du genau jetzt, in diesem Moment, tun, um in deinem Leben mehr Frieden zu verspüren?
* Tu heute etwas für dich, das dir Frieden bringt.

Freude

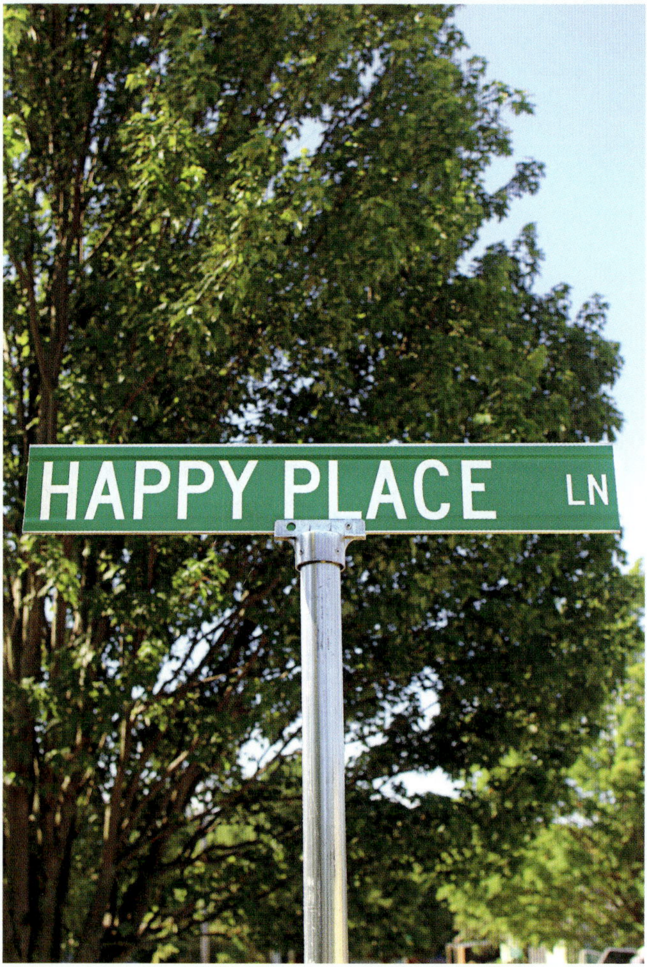
HAPPY PLACE LN

»Freude ist das beste Make-up.« *Anne Lamott*

Dauerhafte Freude entwickelt sich, wenn du Frieden schließt mit dir selbst und deinem Leben. Sie stellt sich nicht dadurch ein, dass du Dinge kaufst oder tust, sondern dadurch, dass du bist. Natürlich können Freunde, Familie und Beziehungen für große Freude sorgen, aber mach dir bewusst, dass wahre Freude tatsächlich nicht von äußerlichen Dingen, Ereignissen und anderen Menschen abhängt.

Wir wollen dir zeigen, wie du zu deiner Freude Zugang findest – durch Self-Care, Grenzensetzen und das Überwinden vorübergehender Stimmungen, wie düster sie auch sein mögen –, ohne dich dabei unter Druck zu setzen.

Wenn du Freude empfindest, nimmst du alles, was dir geschieht, aus einem anderen Blickwinkel wahr. Dein Verhalten verändert sich und die Welt wirkt auf dich wie ein besserer Ort.

Bist du mit deiner inneren Freude gut verbunden, kann das dein Leben wahrhaftig verändern.

SELF-CARE IN BEZIEHUNGEN

»Die Welt ist voller netter Menschen. Wenn du keinen finden kannst, sei einer.« *Rumi*

Je weniger man sich selbst mag und je weniger Freude man empfindet, desto wahrscheinlicher ist es, dass man eine Beziehung mit dem falschen Menschen eingeht. Wenn wir niedergeschlagen sind, suchen wir uns nicht unbedingt jemanden aus, der unsere besten Seiten zum Vorschein bringt. Häufig fühlen wir uns dann von Menschen angezogen, die spiegeln, wie es in unserem Inneren aussieht.

Erweckst du in dir die Freude, die immer da ist, ziehst du mit größerer Wahrscheinlichkeit Menschen an und in dein Leben, die dieser Schwingung entsprechen. Indem du deine eigene Freude kultivierst, ermöglichst du es dir, in jeder Beziehung die beste Version deiner selbst zu sein.

Was macht in deinen Augen eine gute Beziehung aus? Bedeutet das für dich, mit jemandem zusammen zu sein, der dich immer unterstützt und umgekehrt? Mit jemandem, der dich zum Lachen bringt? Wir glauben, eine Beziehung ist dann optimal, wenn dein Partner dir sagen kann, wann du nicht die beste Version deiner selbst bist ... und dich auch dann liebt.

Wir legen es nicht darauf an, dir die besten Tipps zu geben, wie du deinen Traummann oder deine Traumfrau findest. Wie du das machst, ist deine Sache. Wir möchten dir eher nahebringen, wie du für dich selbst sorgst, ob du in einer Beziehung bist oder nicht.

BEZIEHUNGSPFLEGE

Eine Beziehung ist wie ein Lebewesen. Sie braucht Aufmerksamkeit und Pflege, und zwar regelmäßig; nicht nur hin und wieder, wenn man mal wieder daran denkt, miteinander etwas zu unternehmen. Mach dir bewusst, dass Ärger und Konkurrenzdenken eine Beziehung zerstören – auf lange Sicht, nicht sofort. Das trifft übrigens auf alle Beziehungen zu, nicht nur auf Liebesbeziehungen, wenngleich es in diesem Kapitel vor allem um den Lebenspartner geht.

Nur allzuleicht nimmt man eine Liebesbeziehung als selbstverständlich hin. Manchmal fühlt es sich auch an, als wäre die Liebe vollständig verschwunden. Versuche einige dieser Ideen, um deine Beziehung zu pflegen (vielleicht machst du das ja schon):

- Verbringt bewusst Zeit miteinander – ohne Handy oder Fernsehen. Versucht, regelmäßig gemeinsame Abende einzuplanen.
- Ist es nicht wunderbar, wie dein Hund sich freut, wenn du heimkommst? Es ist toll, so begrüßt zu werden. Kannst du dich genauso freuen, wenn du den Menschen, den du liebst, wiedersiehst? Zeig ihm, wie schön du es findest, dass er da ist.
- Seid respektvoll und nett zueinander, auch wenn ihr euch ärgert (vielleicht sogar insbesondere, wenn ihr euch ärgert).
- Lasst dem anderen Raum, er oder sie selbst zu sein und das zu tun, was ihm oder ihr Freude bereitet, seien es Hobbys oder Unternehmungen mit Freunden. Jeder braucht auch mal Zeit für sich, vor allem wenn ihr Kinder habt.
- Überlegt, womit ihr eurem Partner etwas Gutes tun oder ihn erfreuen könnt. Ihr müsst keine teuren Geschenke besorgen, es kann auch toll sein, morgens eine Tasse Tee ans Bett gebracht zu bekommen. Hat ein Partner mal viel zu tun oder kommt spät heim, kann der andere putzen und kochen. Eine liebevolle Geste, wie groß oder klein sie auch sein mag, braucht keinen besonderen Anlass.
- Wenn ihr schon lange ein Paar seid, denkt ihr vielleicht, ihr wüsstet, wie euer

Partner sich fühlt. Ihr könntet euch irren – fragt ihn oder sie.

* Umgekehrt ist es das Gleiche: Denkt nicht, er oder sie wüsste, was ihr wollt. Menschen können nicht hellsehen. Wenn dich etwas stört, sag es.

* Sex kann in einer Langzeitbeziehung Ursache für Spannungen sein. Überlegt euch, wie ihr es hinbekommt, dass euer beider Bedürfnisse befriedigt werden.

* Sprecht mit dem anderen so, wie ihr euch wünscht, dass euer Partner mit euch spricht.

Nadia: *»In meinem Schwangerschafts-Yogakurs mache ich eine Atemübung, bei der die Teilnehmerinnen Zweiergruppen bilden sollen. Eine legt der anderen die Hände auf den Rücken und fühlt, ob ihre Partnerin tief in die unteren Rippen hineinatmet.*

Kennen sich die zwei Frauen nicht, sprechen sie meist sehr sanft miteinander und strahlen sich an. »Könntest du noch ein bisschen tiefer atmen, und zwar genau hierhin, in diesen Bereich?« Paare hingegen schnauzen sich oft gegenseitig an und schlagen fast auf die Stelle, in die der andere stärker hineinatmen soll! Auch wenn du gestresst oder schlecht gelaunt bist, solltest du versuchen, freundlich mit deinem Partner zu sprechen, und hoffentlich tut er dasselbe mit dir. Das ist eine gute Gewohnheit.«

Katia: *»Mein Mann Casey weiß, dass ich einfach kein Morgenmensch bin. Daher geht er morgens mit den Kindern nach unten, macht ihnen das Frühstück und bringt mir eine Tasse Tee ans Bett. Es ist keine große Sache, aber das lässt mich immer wieder denken, was für einen guten Ehemann ich habe. Er weiß: Ist deine Liebste glücklich, ist dein Leben glücklich.«*

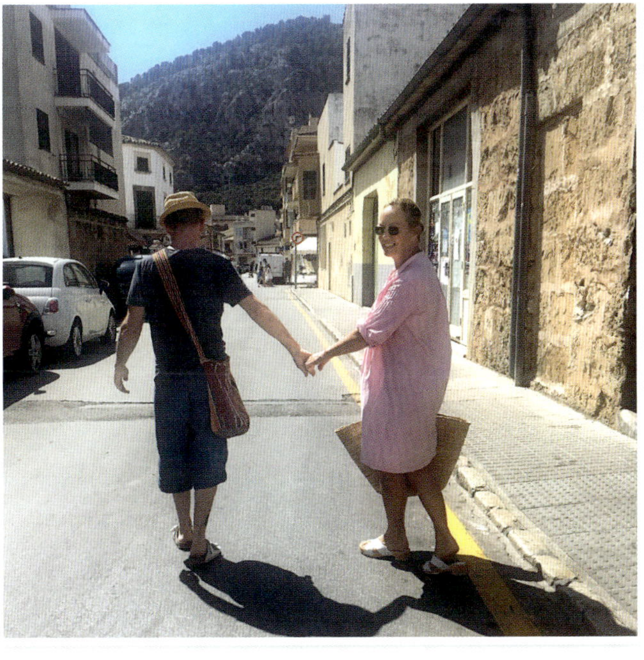

MEDITATION FÜR LIEBEVOLLE GÜTE

Die Meditation für liebevolle Güte umfasst gute Wünsche, Freundlichkeit und Freundschaft für dich und andere. Sie kann in einer Beziehung die angesammelten negativen Emotionen bereinigen und dein Gefühl für deinen Partner und dich als Paar verändern. Die Meditation funktioniert auch für Freunde, Kollegen und Familie.

1. Lenke deine Aufmerksamkeit als Erstes auf dich selbst und wiederhole dann in Gedanken die folgenden Sätze dreimal:

   Möge ich sicher sein. Möge ich gesund sein. Möge ich glücklich sein. Möge ich im Frieden sein.

2. Denke an jemanden, den du liebst, zu dem du eine einfache und glückliche Beziehung hast. Wiederhole zu dir selbst:

   Mögest du sicher sein. Mögest du gesund sein. Mögest du glücklich sein. Mögest du im Frieden sein.

3. Nun denke an eine neutrale Person, etwa jemanden, den du jeden Tag siehst, zu dem du aber keine enge Beziehung hast – wie die Bedienung im Café oder jemanden auf dem Weg zur Arbeit –, und wiederhole die Worte still, während du deine liebevolle Güte auf sie richtest.

4. Wiederhole die Sätze noch einmal, schicke sie aber jemandem, mit dem du Probleme oder einen Streit hast, etwa einem Kollegen oder einer Freundin.

   Das kann anfangs schwierig sein. Wenn du wütend bist, lass dir damit Zeit und beobachte, ob sich deine Gefühle allmählich verändern.

5. Dehne deine liebevolle Güte auf alle Wesen überall aus (ja, auf alle – auch den Nachrichtensprecher, der dich immer verrückt macht, wenn du ihn siehst).

   Mögt ihr alle sicher sein. Mögt ihr alle gesund sein. Mögt ihr alle glücklich sein. Mögt ihr alle im Frieden sein.

ÄRGER LOSLASSEN

Ja, es gibt viele Dinge, die uns an unserem Partner ärgen, und wir alle wissen, dass manchmal die unbedeutendsten Kleinigkeiten Anlass für die größten Auseinandersetzungen sind. Das kann etwas so Unwichtiges sein wie schmutzige Socken, die dein Partner nicht aufgehoben hat, obwohl du ihn darum gebeten hast. Wer sich ignoriert fühlt, der kann ein herumliegendes Paar Socken als persönlichen Angriff empfinden.

Vielleicht ist es daher besser, wenn du dir vor Augen führst, was du an deinem Partner liebst, und nicht, was dich an ihm ärgert. Die Socken bleiben vielleicht weiterhin liegen, aber dich davon nicht mehr ärgern zu lassen ist Self-Care.

Das bedeutet nicht, respektloses Verhalten des Partners hinzunehmen – du verdienst es, in deiner Beziehung gut behandelt zu werden. Vielmehr geht es darum zu lernen, mit kleinen Ärgernissen deinen Frieden zu schließen, damit du dich besser fühlst. Das wiederum kann eure Beziehung verbessern. Beim nächsten kleinen Ärger halt inne und denk nach.

* Haben dich die Socken auf dem Boden gestört, als du frisch verliebt warst?
* Hast du deine Bedürfnisse klar geäußert? Hast du gesagt: »Ich möchte jetzt doch mal sagen, dass es mich echt ärgert, wenn …«?
* Bist du perfektionistisch und bestehst darauf, dass alles genauso gemacht wird, wie du es willst? Ist das so wichtig im großen Plan der Welt? Kannst du loslassen?
* Atme tief durch, wenn du dich über die Socken ärgerst. Dann ändere die Perspektive und denk an all die wunderbaren Dinge, die dein Partner tut.
* Denk darüber nach, ob du den Ärger nicht einfach loslassen kannst.

SOMMER-RÖLLCHEN

Diese Reispapier-Röllchen sehen superkompliziert aus, lassen sich aber tatsächlich sehr einfach zubereiten. Und sie sind unglaublich vielseitig – hast du erst einmal die Rolltechnik raus, kannst du als Zutaten alles verwenden, was du vorrätig hast, beispielsweise Huhn- oder Fischreste oder rohe Gemüsestreifen.

Solltest du im Supermarkt kein Reispapier finden, kannst du es im Internet bestellen. Es hält sich im Vorratsschrank jahrelang. Die fertigen Röllchen trocknen hingegen schnell aus und sollten möglichst innerhalb weniger Stunden gegessen werden.

10 Portionen

Für die Erdnusssauce

Saft von 1 Limette

½ rote Chilischote, entkernt und fein gehackt

1 Knoblauchzehe, fein gehackt

3 EL Erdnussbutter mit Stückchen

2 EL Olivenöl

3 EL Wasser

2 TL Tamari oder leichte Sojasauce

1 TL Sesamöl

Für die Erdnusssauce vermengst du den Limettensaft mit dem Chili und dem Knoblauch – ich verwende dazu einen Mixer. Die Masse sollte nicht zu flüssig werden, sondern etwas Textur behalten. Rühre die restlichen Zutaten unter und füge mehr Wasser hinzu, wenn die Sauce zu dickflüssig ist.

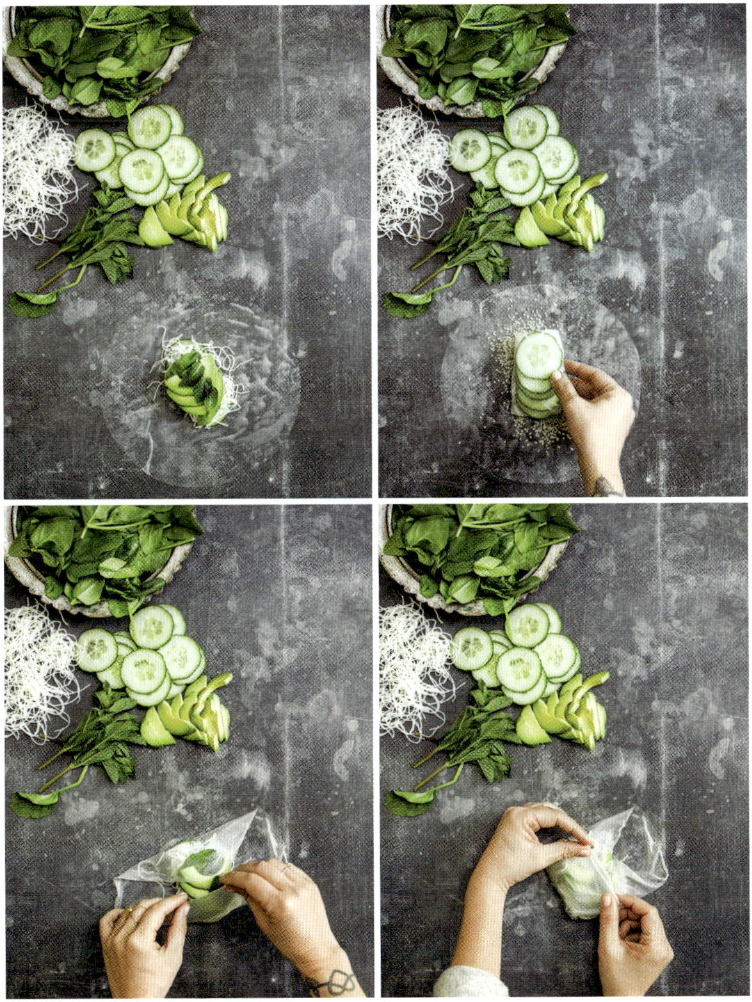

Für die Rollen

250 g gekochte Nudeln (traditionell Reisnudeln; nimm, was du vorrätig hast)

1 EL Tamari oder leichte Sojasauce

1 TL Sesamöl

20 Blätter Reispapier

1 Avocado, geschält, entkernt und in Scheiben geschnitten

1 Bund Minzblätter

1 kleiner Beutel Babyspinat

1 große Gurke, in dünne Scheiben geschnitten

2 EL Sesamsamen, schwarz und weiß gemischt

Schwenk die gekochten Nudeln in der Tamari- oder Sojasauce und dem Sesamöl und lass alles ein paar Minuten durchziehen. Dann mach dich ans Rollen.

Gib heißes Wasser in eine Pfanne und leg vorsichtig ein Blatt Reispapier hinein. Bewege es einige Sekunden lang hin und her, bis es weich wird. Das Reispapier sollte nicht zu hart sein, damit es sich falten lässt, aber auch nicht zerfallen. Man braucht ein paar Versuche, um die richtige Konsistenz zu erreichen.

Das eingeweichte Reispapier auf ein Geschirrtuch legen, um einen Teil des Wassers aufzusaugen, dann auf einem Schneidebrett ausbreiten und alle Zutaten bereitstellen.

Die Füllung ordentlich in der Mitte des Reispapierblatts anordnen, und zwar in dieser Reihenfolge: eine Handvoll Nudeln, darauf 2 Avocadoscheiben, 3 Minzblätter und 5–8 junge Spinatblätter, zuletzt ein paar Gurkenscheiben.

Die Zutaten von Hand zu einem festen Oval formen, dann die Seiten des Reispapiers nach innen falten und von unten aufrollen (schau dir die Fotos auf Seite 175 an, wenn die Beschreibung unklar ist).

Ein zweites Blatt Reispapier einweichen und mit Sesamsamen bestreuen. Die erste Rolle mitten auf das zweite Reispapier legen und dieses wie das erste rollen. Die Sesamsamen sehen durch das Reispapier sehr schön aus. Auf diese Weise 10 Röllchen zubereiten.

Bei Zeitnot einfach die zweite Schicht weglassen.

Zusammen mit der Erdnusssauce servieren.

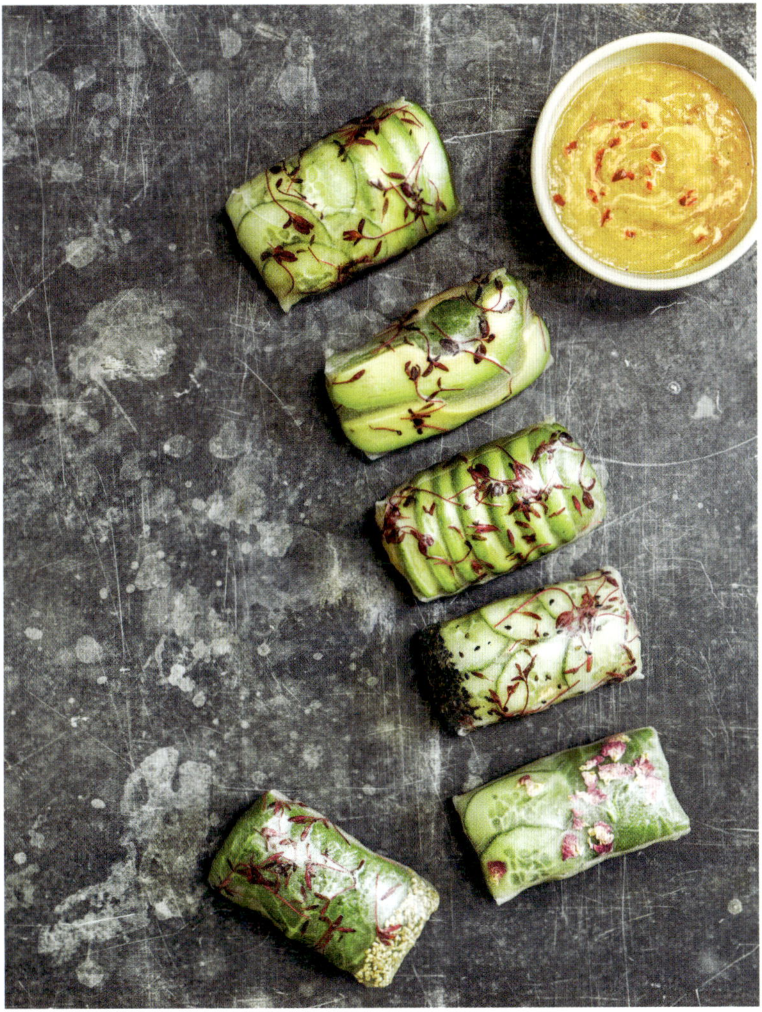

ROTE-BETE-PASTETE

Dies ist eines der Rezepte, das ich entwickelte, als ich mein Café vor 13 Jahren gründete. Seither steht diese Pastete auf meiner Speisekarte – die Gäste lieben sie. Am besten bereitet man sie am Abend für den nächsten Tag zu, damit sie über Nacht fest werden kann.

Sie lässt sich vielseitig verwenden – in Sushirollen mit Nori, als Pastete kombiniert mit Gurke, Avocado, Karottenstiften und Alfalfa-Sprossen, auf Toast mit Ziegenkäse oder Feta, auf einem Brot oder Brötchen als Belag, garniert mit Avocado und Rucola oder einfach als Dip mit Karotten- und Gurkenstiften.

4 Portionen

1 rote Paprikaschote, entkernt und grob gehackt

1 rohe Rote Bete, geschält und gehackt (ca. 175 g)

½ rote Chilischote, entkernt und grob gehackt

4 EL Apfelweinessig

1 EL Ahornsirup

2 EL Tamari oder leichte Sojasauce

150 g Cashewkerne

Alle Zutaten in einen Standmixer geben und glatt rühren. Wenn du keinen Hochgeschwindigkeitsmixer hast, musst du dein Gerät eventuell mehrmals zwischendrin anhalten und die Mischung von Hand verrühren, bevor du mit dem Mixer weiterarbeiten kannst.

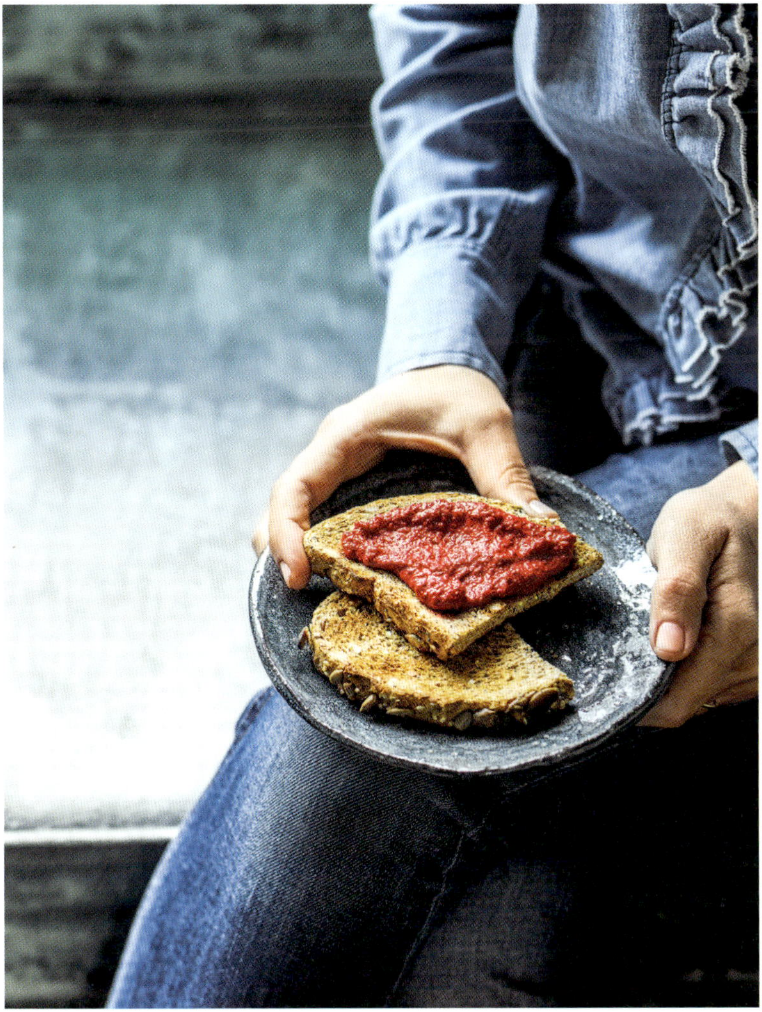

VANILLEPUDDING-TÖRTCHEN MIT BEEREN

Ergibt 4 oder 5 Törtchen von 10 cm oder 1 große von 20 cm.

Für den Boden

125 g Walnüsse (über Nacht eingeweicht)

125 g Pekannüsse (über Nacht eingeweicht)

40 g gehackte getrocknete Feigen

1 Dattel, entsteint

1 Prise Salz

Für die Vanille-Cashew-Creme

175 g Cashewkerne (bis zu 4 Stunden eingeweicht)

Mark von ½ Vanilleschote

6 EL Ahornsirup

6 EL Wasser (nach und nach zugeben)

1 Tropfen essbares Lavendelöl (optional)

Für den Belag

400 g gemischte Beeren

getrocknete Rosenblätter (optional)

getrocknete Lavendelblüten (optional)

Ich entwickelte dieses Rezept, als ich ein Café betrieb, das auf Rohkost spezialisiert war. Heute halte ich nicht mehr so viel von superstrengen Diäten, aber dieses Rezept liebe ich nach wie vor. Und die Törtchen sind toll für Gäste mit bestimmten Lebensmittelunverträglichkeiten.

Den Ofen auf 175 °C vorheizen und die Tortenform oder -förmchen mit Frischhaltefolie auslegen. Ein Backblech mit Backpapier auslegen.

Alle Zutaten für den Boden in einen Standmixer geben und zu einer klebrigen, teigartigen Masse verarbeiten. Eventuell etwas Wasser hinzugeben, um die Zutaten zu binden. Die Mischung in die Tortenform bzw. -förmchen drücken und einen hohen Rand formen.

Die Frischhaltefolie samt Boden aus der Tortenform heben – dessen Form sollte dabei erhalten bleiben. Die Frischhaltefolie entfernen, den Boden auf das Backblech setzen und 15 Minuten backen – achtgeben, dass der Teig goldbraun wird, aber nicht verbrennt. Aus dem Ofen nehmen und abkühlen lassen.

Währenddessen die Vanille-Cashew-Creme zubereiten. Alle Zutaten sowie das Lavendelöl, sofern verwendet, zu einer glatten, puddingartigen Masse pürieren.

Die Vanille-Cashew-Creme mit einem Löffel in die abgekühlten Tortenförmchen füllen, mit den Beeren und, nach Belieben, den getrockneten Blüten dekorieren.

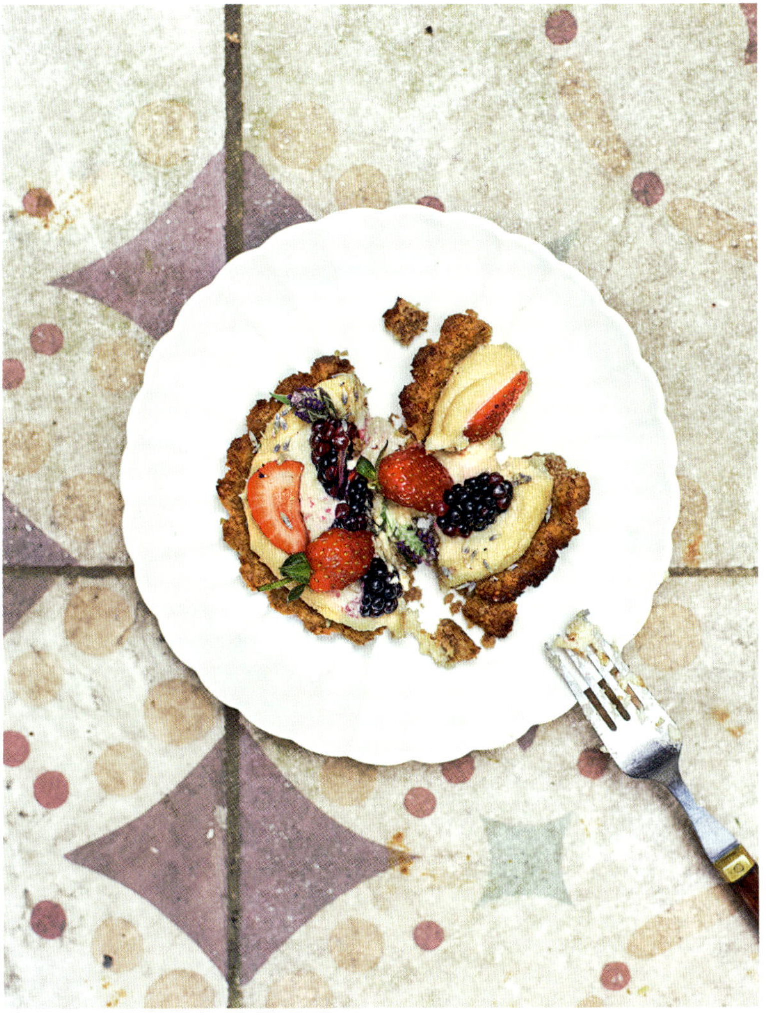

LEBEN MIT FREUNDEN UND FAMILIE

»Wenn du denkst, du bist erleuchtet, dann verbringe eine Woche mit deiner Familie.« *Ram Dass*

Du kannst dir deine Familie nicht aussuchen – sie ist so wie sie ist – deine Freunde aber schon. Wenn deine Familie dir nicht geben kann, was du brauchst, legst du dir eine neue, liebevollere Freundesfamilie zu. Es ist auch möglich, dass du deine Familie liebst, ohne sie allzu sehr zu mögen oder Zeit mit ihr verbringen zu wollen. Das ist vollkommen in Ordnung. Uns ist bewusst, welch ein Glück es ist, dass wir uns sehr nahe stehen, nicht nur als Schwestern, sondern auch als Freundinnen, aber wir hatten auch schon schwierige Beziehungen zu anderen Familienmitgliedern.

Im Hinblick auf optimales Self-Care sollten alle deine Beziehungen wechselseitig gleichermaßen zugeneigt und liebevoll und deine Grenzen klar sein. Es ist schwieriger, die Beziehung zu Familienmitgliedern zu lösen, aber auch hier gelten dieselben Regeln: Was du bei einem Freund oder einer Freundin nicht akzeptieren würdest, solltest du von einem Familienmitglied auch nicht hinnehmen.

Beziehungen können mit ganz unterschiedlichen Bedürfnissen verbunden sein und alle Beziehungen werden sich mit der Zeit verändern und entwickeln. Lerne und mach dir bewusst, was du gibst und was du bekommst. Die Energie sollte in jeder Beziehung hin- und herfließen – wenn die Liebe nur in eine Richtung spürbar ist, ist das kein gutes Self-Care. Du kannst nicht erwarten, dass Menschen für dich da sind, wenn du ihnen nichts zurückgibst.

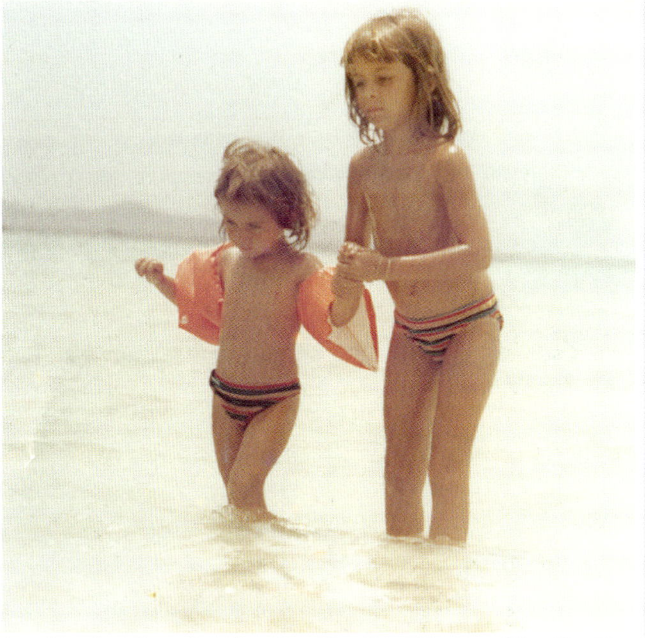

WIE DU GRENZEN SETZT

Hast du den Fehler gemacht, die Bedürfnisse von Freunden oder Familienangehörigen über deine zu stellen? Natürlich ist es wichtig, für andere da zu sein, aber wenn es zu viel wird, kann das Ärger in dir wecken. Überfordere dich nicht mit dem, was du für andere tust. Horche in dich hinein und achte auf den feinen Unterschied zwischen dem, andere zufriedenzustellen, und dem, ob es dir damit gut geht. Fühlt sich etwas nicht richtig an, weißt du, dass du an deine Grenze gekommen bist.

Es wird Situationen geben, in denen es dir nicht gut passt, du aber trotzdem für jemand anderes Mühe aufwenden willst und musst. Formuliere dann klar deine Grenzen. Es ist in Ordnung, wenn du sagst: »Ich komme sehr gern zu eurer Party, aber ich kann nur eine Stunde bleiben.« Oder: »Ich kann euch beim Umzug am Donnerstag helfen, aber nicht morgen.«

Denke daran, dass du für eine Freundin, einen Verwandten oder deinen Partner eine bessere Hilfe sein kannst, wenn du die Probleme anderer nicht zu deinen machst. Ein wenig Distanz hilft ihnen und auch dir.

Vielleicht hast du ja eine Freundin, die dich die ganze Zeit anruft und immer über dasselbe Problem redet. Sie sucht eventuell Hilfe, aber du hast den Eindruck, dass sie nichts tut, um ihre Situation zu verändern. Dann sollst du nur zuhören und da sein, um sie zu unterstützen, zu halten und zu lieben, ohne ihr eine Lösung für ihr Problem vorzuschlagen.

Wenn du eine Grenze erreichst und das immer Gleiche nicht mehr hören kannst, dann sei ehrlich und sag es ihr. Du kannst das so oder ähnlich formulieren: »Ich hab dich sehr gern, aber ich habe mit dieser Situation Probleme und es ist schwer für mich, jetzt gerade mit dir darüber zu sprechen.« Vielleicht ist sie gekränkt, aber stehe zu dem, was du jetzt im Moment brauchst, damit es dir gut geht.

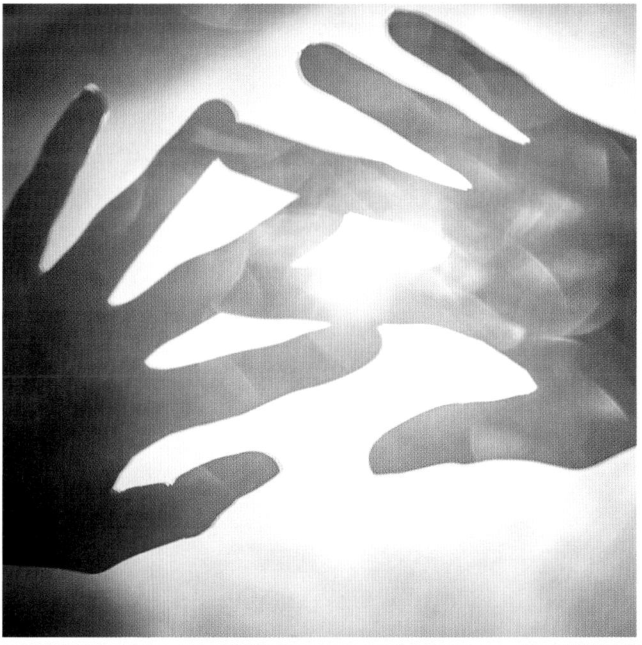

LEITFADEN FÜR GUTE FREUNDSCHAFTEN

Zum Self-Care gehört unter Umständen, dass du manche Menschen seltener, andere hingegen öfter treffen solltest. Hast du in deinem Leben Freunde wie die hier beschriebenen?

TRIFF ÖFTER ...

Die brillante Freundin. Sie unterstützt dich, sie hat sich dein Vertrauen verdient, sie ist freundlich und inspiriert dich. Du kannst dich ihr gegenüber verletzlich zeigen, ohne Angst haben zu müssen, für bedürftig gehalten zu werden. Hoffentlich gehören zu deinem dich unterstützenden System mehr Menschen wie sie, denen du alles erzählen kannst, ohne es erst zu bearbeiten. Triff dich mit ihnen, wann immer möglich!

Die Freundin für gute Zeiten. Sie ist fröhlich und unbeschwert und eine tolle Gesellschaft, aber in schwierigen Zeiten ist sie vielleicht nicht für dich da. Solange du das weißt, ist das in Ordnung.

Die alte Freundin. Vielleicht hast du das Glück, Freundinnen zu haben, die du noch aus deiner Kindheit oder Jugend kennst. Deine ältesten Freundinnen sind heute vielleicht ganz anders als du, aber sie kennen dich wahrscheinlich durch und durch. Es ist gut, Menschen um sich zu haben, die einen durch die verschiedenen Phasen des Lebens begleitet haben.

TRIFF MANCHMAL ...

Die schwierige Freundin. Wenn eine deiner Freundinnen ein Drama nach dem anderen durchmacht und das für dich zu anstrengend wird, hab keine Angst davor, dir eine Pause von ihr zu gönnen. Du bist dann nicht gemein und lässt sie nicht im Stich, sondern du schützt dich, indem du dir erlaubst, dich ihr gegenüber emotional etwas weniger zu engagieren.

Die selbstzerstörerische Freundin. Es kann vorkommen, dass eine Freundin wirklich schlecht drauf ist, vielleicht wegen Alkohol oder Drogen. Deine Grenze ist dort, wo du beginnst, dich nicht mehr wohlzufühlen. Vielleicht gehst du mit ihr spazieren oder triffst sie in einer Umgebung, die ihr selbstzerstörerisches Verhalten nicht unterstützt. Wenn du sie nicht sehen willst, kannst du vielleicht über Textnachrichten mit ihr in Kontakt bleiben und ihr sagen, dass du an sie denkst und hoffst, dass es ihr gut geht, dass du sie gern hast und ihr baldige Besserung wünschst.

TRIFF NIE ...

Die Freundin, für die du an letzter Stelle stehst. Wenn du als Letzte von ihr angerufen oder eingeladen wirst und ihr euch immer zu ihren Bedingungen trefft, ist es vollkommen akzeptabel, nicht mehr mitzuspielen. Stehst du ganz unten auf ihrer Liste, ist das nicht Self-Care, wenn du sie ganz oben auf deine setzt. Gute Freundinnen bedeuten einander gleich viel.

Die Freundin, die nicht nett ist. Manche Menschen hält man für gute Freunde, doch ihr Handeln zeigt das Gegenteil. Für jeden, der dich klein macht, dich verrät oder dir nicht den Rücken stärkt, gilt: Tschüss und auf Wiedersehen!

SEID IHR WIRKLICH BEFREUNDET?

Wenn du dich fragst, ob es die Mühe wert ist, mit jemandem weiterhin befreundet zu sein, beantworte dir die folgenden Fragen. Lautet die Antwort auch nur einmal Nein, so ist diese Person vielleicht eine Bekannte, aber keine echte Freundin. Es ist in Ordnung, sie zu treffen, wenn du dich danach nicht schlecht fühlst, aber es kann für dich besser sein, keine emotionale Energie mehr in diese Beziehung zu stecken.

* Fühlst du dich durch diese Person angeregt und unterstützt?
* Ist das Schweigen zwischen euch angenehm?
* Würdest du ihr ein Geheimnis anvertrauen?
* Wäre diese Freundin für dich da, wenn du ein Problem hättest?
* Inspiriert sie dich oder inspirierst du sie?
* Hört sie dir zu? Hört sie wirklich zu?

WIE DU JEMANDEM BEISTEHST, DER HILFE BRAUCHT

Wenn Freunde und Familienmitglieder schwierige Zeiten durchmachen, bist du natürlich für sie da – das darf aber nicht auf deine Kosten gehen. Denk daran, zuerst dir selbst die Sauerstoffmaske aufzusetzen.

* Fühle dich nicht schuldig, weil dein Leben in diesem Augenblick gut ist und das eines anderen Menschen nicht. Alles ist immer im Fluss und das Blatt wendet sich ständig.

* Teile die Last. Wenn es einer Freundin sehr schlecht geht, sei es wegen eines Verlusts, einer Scheidung oder einer Krankheit, wechselt euch im engsten Freundeskreis ab, um ihr beizustehen. Die einen können ihr etwas zu Essen kochen und bringen, andere begleiten sie zu Terminen ins Krankenhaus und wieder andere schauen einfach mal kurz bei ihr vorbei.

* Wenn du sie nicht besuchen kannst, sag deiner Freundin, dass du an sie denkst. Vermittel ihr, dass sie nicht antworten muss, und bleib einfach mit ihr in Verbindung, indem du ihr Karten oder Textnachrichten schickst.

* Sei eine gute Zuhörerin. Richtig zuzuhören ist eine Kunst, vielen fällt das nicht leicht. Wenn du dich wieder einmal mit jemandem unterhältst, versuche aufmerksam abzuwarten, bis dein Gesprächspartner fertig ist, ohne ihm ins Wort zu fallen. Macht jemand gerade eine schwere Zeit durch, ist das kein günstiger Zeitpunkt, um von eigenen Erfahrungen zu erzählen.

GLEICHGESINNTE FINDEN

»Zweifle niemals daran, dass eine kleine Gruppe nachdenklicher, engagierter Bürger die Welt verändern kann. Tatsächlich sind sie die Einzigen, die das je getan haben.« *Margaret Mead*

In buddhistischer Tradition heißt eine Gruppe Gleichgesinnter Sangha. Sie sind nicht genau dasselbe wie deine Freunde, auch wenn es Überschneidungen geben kann. Deine Gleichgesinnten erkennst du an ähnlichen Überzeugungen oder Interessen, vielleicht für gesundes Essen, Yoga, Philosophie, Lesungen, Männer- oder Frauengruppen – was auch immer. Gleichgesinnte zu finden ist Self-Care, weil es dir ein Gefühl der Zugehörigkeit gibt, ein wichtiges menschliches Bedürfnis.

Beim ersten Zusammentreffen erkennst du vielleicht gar keine Gemeinsamkeit mit deinen Gleichgesinnten. Aber dann stellst du fest, dass ihr eine tiefere Verbindung habt, die weniger mit Herkunft und Aussehen, sondern vielmehr mit Überzeugungen, Moralvorstellungen, Haltungen oder menschlichen Erfahrungen zu tun hat.

Was Menschen eint, ist oft stärker als das, was sie trennt. Wenn du Dinge tust, die mit deinem Wesenskern zu tun haben – sei es ein Töpferkurs oder ein Treffen der Anonymen Alkoholiker –, wirst du Menschen finden, die dich verstehen. Du wirst merken, dass du ihnen gegenüber offen, ehrlich und verletzlich sein kannst.

Es gibt auch Gleichgesinnte, die sich in einer bestimmten Situation treffen, etwa Arbeitsfreunde oder befreundete Eltern. Ihr habt vielleicht nicht viele gemeinsame Interessen oder Perspektiven, aber das beständige Geben und Nehmen zwischen euch sorgt für eine Bindung und schafft Vertrauen. Wenn jemand ein Mitglied deiner Gruppe ist, hast du keine Angst, ihn um Hilfe zu bitten, weil du weißt, dass du auch für ihn da sein würdest.

WIE DU DEN KONTAKT ZU GLEICHGESINNTEN PFLEGST

* Bemüht euch um regelmäßige Treffen. Es kann schwieriger werden, die Gemeinschaft zusammenzuhalten, wenn das Leben mit neuen Herausforderungen aufwartet. Plant einmal monatlich oder wenigstens alle paar Wochen ein Treffen ein. Andernfalls seid ihr so sehr mit anderen Dingen beschäftigt, dass ihr euch nie seht.

  Doch wenn ihr keine Zeit miteinander verbringt, wisst ihr nicht, was sich im Leben der anderen ereignet, und ihr verliert diese so wichtigen Berührungspunkte aus den Augen. Auch wenn ihr Eltern werdet oder einen neuen Job findet und wegzieht, ist es gut, immer wieder einmal an den Menschen erinnert zu werden, der ihr einmal wart.

* Hör wirklich zu. Unterbrichst du deinen Gesprächspartner zu schnell, um deine eigenen Geschichten loszuwerden? Bemühe dich bewusst, anderen nicht ins Wort zu fallen. Gib ihnen Raum, indem du gut zuhörst, dann hört man auch dir zu.

* Macht gemeinsame Erfahrungen, die sich zu Erinnerungen verfestigen. Esst vielleicht zusammen zu Abend, anstatt in eine Kneipe zu gehen, damit ihr ungestört miteinander reden könnt.

* Triff dich auch mal nur mit Frauen (wenn du eine Frau bist) oder Männern (wenn du ein Mann bist). Wir sprechen allerdings nicht von Partys oder Junggesellenabschieden. Männer- und Frauentreffen gibt es seit Jahrhunderten. Sie bieten die Gelegenheit, mal ganz unter sich zu sein und Themen zu besprechen, die nur die Anwesenden betreffen.

* Empfange und gib gleichermaßen. Bitte um Hilfe und nimm Hilfe an. Es ist schön, jemanden unterstützen zu dürfen. Das stärkt die Gruppenzusammengehörigkeit.

DIE SUCHE NACH GEMEINSAMKEITEN

Was sind deine Interessen? Was begeistert dich? Was tust du leidenschaftlich gern? Was schenkt dir ein gutes Gefühl? Vielleicht hast du deine Leidenschaft zum Beispiel für Kochen, Yoga oder Wandern entdeckt, aber deine Familie und deine Freunde haben dafür nicht besonders viel übrig. Du kannst niemanden dazu zwingen, das gut zu finden, was dir gefällt.

Manchmal muss man rausgehen und sich Menschen suchen, die die eigene Begeisterung für etwas teilen – und nicht nur online. So machst du das im echten Leben:

* Such Menschen, die mögen, was du magst, etwa indem du einen Kochkurs besuchst, dich im Gemeinderat engagierst oder für eine Wohltätigkeitsorganisation arbeitest. Sobald du weißt, was dir das bedeutet, und du eine Gruppe findest, die deine Interessen teilt, wirst du höchstwahrscheinlich von Gleichgesinnten umgeben sein.

* Mit der Zeit wirst du die anderen kennenlernen. Begeisterst du dich beispielsweise für Yoga, wirst du mit den Leuten in deinem Kurs ins Gespräch kommen. Dann besucht ihr vielleicht zusammen einen Vortrag, einen Workshop oder ein Retreat. Gemeinsame Aktivitäten verbinden Menschen am stärksten.

* Teile etwas mit deiner Gruppe. Eine gemeinsame Erfahrung, sei es ein Gespräch oder ein einfaches Ritual, kann eine sehr starke Wirkung haben.

> Nadia: *»Gegen Ende eines Yoga-Retreats oder -Workshops mache ich immer eine Übung, die die Gruppe stärkt. Wir bilden einen Kreis und der Reihe nach erzählen die Teilnehmer, welche neue Erkenntnis sie gewonnen oder welche Erfahrung sie gemacht haben, für die sie dankbar sind. Dann nimmt jeder ein Stück rote Schnur und bindet sie der Person neben sich ums Handgelenk. Nach dem Retreat erinnert uns die rote Schnur an die gemeinsame Woche und die gemachten Erfahrungen.«*

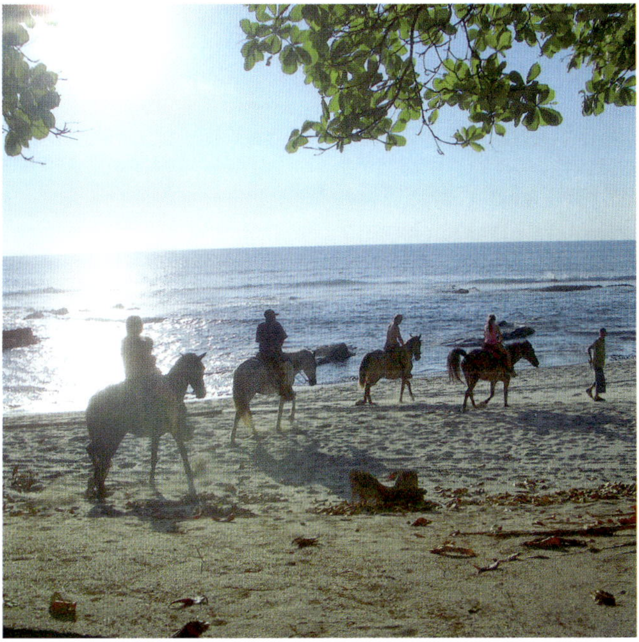

LOSLASSEN LERNEN

»Wie ein vom Baum herabfallendes Blatt ließ sie einfach los. Da war keine Anstrengung. Da war kein Kampf. Es war nicht gut und nicht schlecht. Es war, was es war, und es ist genau das.« *Ernest Holmes*

Eine einzige Maßnahme wird dein ganzes Leben verändern: das Loslassen.

Bist du ein selbsternannter Kontrollfreak? Muss bei dir immer alles perfekt sein, dein Job, dein Äußeres, die Kindererziehung? Es ist wirklich sehr schwer, sich um alles zu kümmern. Und wenn du nie loslässt, wird eines passieren: Du laugst dich aus.

Wenn du das liest und kein Kontrollfreak bist, verstehst du wahrscheinlich nicht, warum Menschen sich von Kleinigkeiten stressen lassen. Bist du aber einer, kann es sich anfühlen, als ob jede einzelne deiner Körperzellen auf Alarmstufe Rot steht, wenn dein Partner nur die falschen Dessertlöffel aus der Schublade holt!

Mach dir keine Sorgen: Loslassen hat nichts mit Gleichgültigkeit zu tun. Es bedeutet, dass die Dinge manchmal gut genug sind, weil du gut genug bist. Wir sagen nicht, dass du nicht hart arbeiten sollst, aber mach dich nicht fertig, wenn das Ergebnis nicht perfekt ist.

Der Schlüssel zum Loslassen ist innere Zufriedenheit, egal was ist. Die Menschen lieben dich, auch wenn du nicht perfekt bist. Denk an deine Freunde: Vielleicht sind es vor allem ihre Unvollkommenheiten und Eigenarten, die du so gern magst.

Beruht dein Bedürfnis, alles richtig zu machen, auf der Angst vor dem Scheitern? Lustigerweise machen Perfektionisten oft Fehler, weil sie von sich zu viel fordern. Perfektionismus ist das Gegenteil von Freude. Akzeptierst du, dass das Leben nicht immer so ist, wie du es gerne hättest, kannst du es entspannt angehen.

Nadia: *»Ich war Perfektionistin, und das hat mich von vielem abgehalten, weil ich Angst hatte. Ich hatte Angst, meine Stimme zu erheben, weil ich Angst hatte zu scheitern. Bei allem, was ich tat, musste ich mich selbst beweisen. Als ich älter wurde, erkannte ich, dass ich manche Dinge nur gut machen konnte, weil ich sie beim ersten Mal vermasselt habe.«*

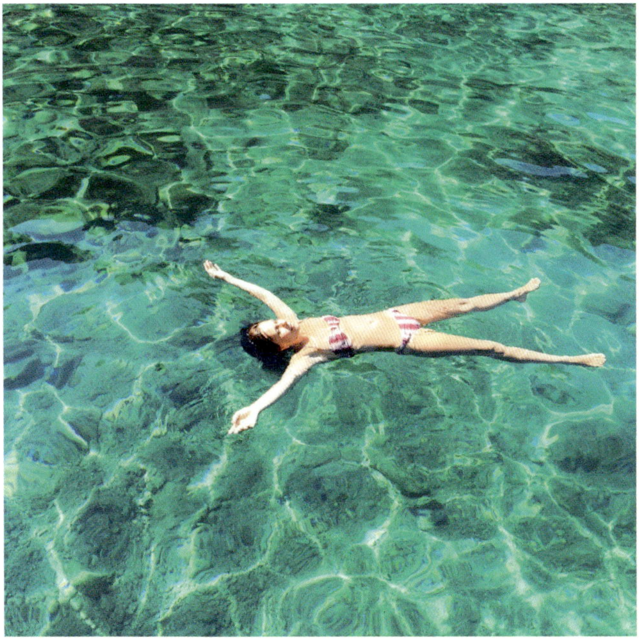

WIE DU (DIR SELBST) VERGIBST

Gut, du hast dich danebenbenommen. Du warst am Telefon nicht nett zu deiner Mutter. Oder vielleicht hast du etwas Peinliches gemacht, zum Beispiel dem Ex eine Nachricht geschickt? Oder ganz furchtbar, das Geheimnis einer Freundin verraten? Bevor du dich bestrafst, solltest du die Situation ruhig durchdenken.

* Nimm wahr, wenn du dich schlecht fühlst und du denkst, dass es (irgendwie) deine Schuld sein könnte.

* Frag dich: Muss ich mich bei jemandem entschuldigen? Lautet die Antwort Ja, dann tu es einfach. Die meisten Menschen werden eine echte Entschuldigung zu schätzen wissen. Mach dir keine Gedanken darüber, ob die Person dir vergibt oder dich anschließend noch mag – das liegt außerhalb deiner Kontrolle.

* Stell klar, welche Rolle du bei dem Vorfall gespielt hast, und überlege, warum du dich so benommen hast. Versuch nicht, dein Verhalten zu rechtfertigen, sondern hinterfrage es einfach.

* Schiebe nicht alle Schuld auf die andere Person.

* Sei empathisch dir gegenüber – hast du aus Angst, Wut oder Traurigkeit gehandelt? Wir machen alle Fehler, sei also nett zu dir, statt dich zu verurteilen.

* Selbst wenn dir nicht verziehen wird, musst du loslassen, was dich beschwert.

ÜBEN, FLEXIBEL ZU SEIN

Vielleicht erkennst du, dass es einen bestimmten Bereich gibt, in dem dich deine Ängste komplett beherrschen und du einfach nicht loslassen kannst. Vielleicht muss dein Zuhause immer vollkommen sauber sein oder du machst bei der Arbeit viel mehr, als von dir verlangt wird, weil du es nicht ertragen kannst, nicht in allem die Beste zu sein.

Man kann so gut wie sicher davon ausgehen, dass die Dinge im Leben nicht genauso laufen, wie man sie haben will. Das ist an sich kein Problem, denn so ist das menschliche Dasein nun einmal. Das Problem ist, wie du damit umgehst. Nun, die Lösung liegt darin, seinen Griff zu lockern und das Loslassen zu lernen.

Wie geht Loslassen? Im ersten Schritt achtet man darauf, wann spürbar wird, dass man sich zu fest an eine Situation oder ein bestimmtes Ergebnis klammert.

* Werde dir über deine Absichten klar. Wenn du für andere kochst, tust du das, um ihnen ein schönes Erlebnis zu bereiten oder um Lob einzuheimsen? Wenn du dich zu fest an eine Liebesbeziehung klammerst, tust du das, weil du deinen Partner liebst, oder weil du willst, dass andere in euch das perfekte Paar sehen?

* Mach dir bewusst, wann du hektisch wirst oder beginnst, dich aufzuregen, weil die Dinge nicht genauso sind, wie du sie haben willst.

* Sobald du dieses Gefühl wahrnimmst, sag dir: »Das ist nicht schlimm.« Anfangs wird dir das schwerfallen, aber erinnere dich immer wieder daran, bis du davon überzeugt bist.

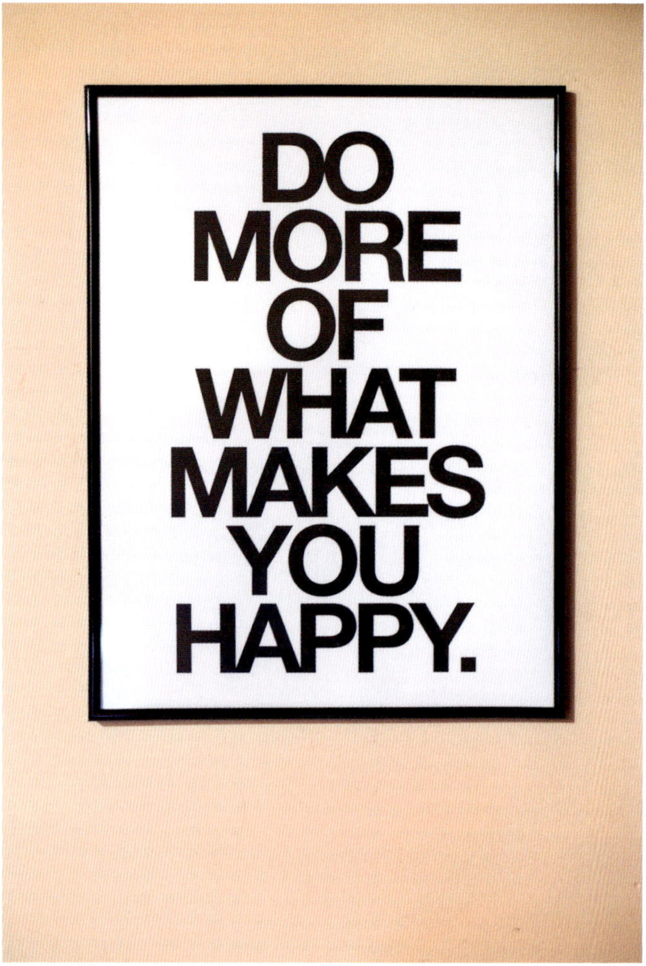
DO
MORE
OF
WHAT
MAKES
YOU
HAPPY.

SEI INSPIRIEREND, ABER PREDIGE NICHT

Gut, du hast zu einer gesunden Lebensweise gefunden: Du ernährst dich so, dass du voller Energie bist, und treibst regelmäßig Sport, sodass du richtig Kraft hast. Wir sind superglücklich für dich, aber bitte fang jetzt nicht an, deinen Freunden und Familienmitgliedern Predigten zu halten. Wenn wir ständig darüber reden, wie gesund und toll wir sind, fühlen sich andere vielleicht herabgesetzt und unwohl in ihrer Haut. Wohlbefinden ist kein Wettbewerb, da geht jeder seinen eigenen Weg.

Verlange insbesondere nicht von deinem Partner, dieselbe Veränderung durchzumachen wie du. Als ihr euch verliebt habt, seid ihr abends vielleicht zum Essen und zum Tanzen gegangen und habt euch einen kleinen Schwips angetrunken. Jetzt willst du dein neues Ding machen: Yoga, Paleo-Diät oder vegan essen, Triathlon oder alkoholfrei leben – und dein Partner soll mitmachen. Ist das fair? Es ist genauso unfair, beispielsweise den Zucker aus dem Haus zu verbannen, wie wenn dein Partner drinnen raucht, obwohl du es verabscheust.

Wenn du zum Abendessen Selleriestangen isst und eine Tasse heißes Wasser mit Zitrone trinkst, zwinge nicht alle anderen, das auch zu tun (und überhaupt, warum machst du das?). Sei ein Vorbild: Koche leckeres Essen, zeig den Menschen, dass du glücklicher und gesünder bist als früher, aber sprich nicht darüber.

Wenn du dich toll fühlst und großartig aussiehst, werden die anderen auch etwas davon haben wollen.

WEIT WEG VON ALLER FREUDE

»Du kannst dich nicht vor Traurigkeit schützen, ohne dich vor dem Glücklichsein zu schützen.« *Jonathan Safran Foer*

Es ist normal, dass man hin und wieder einmal niedergeschlagen ist – ob wegen der Hormone, einer Krankheit oder der Leere nach einem großen Ereignis. Zudem gibt es Auslöser, die man noch weniger kontrollieren kann: Etwas, das dir am Herzen liegt, läuft schief, du hast das Gefühl, bei der Arbeit versagt zu haben, die Nachrichten sind einfach nur deprimierend.

Wenn du dich traurig fühlst, ist Self-Care besonders wichtig. Selbst wenn dir so gar nicht der Sinn danach stehen sollte, kümmere dich jetzt um dich. Tu irgendetwas, wie geringfügig es auch sein mag: Meditiere, geh raus in die Natur, iss etwas, das dich aufbaut. Probier alles, was dich beschäftigt hält und deine Stimmung hebt, um nicht in deinen negativen Gefühlen zu versinken.

Damit wollen wir nicht sagen, dass Self-Care den Besuch bei einem Arzt oder bei einem Therapeuten ersetzen kann. Tatsächlich sind wir große Fans von Therapie und würden jedem, der eine schwere Zeit durchlebt, empfehlen, sich Unterstützung in dieser Form zu holen.

Aber wie du wahrscheinlich weißt, gehören einige von den Dingen, die wir als Teil von Self-Care empfehlen – sportliche Aktivität beispielsweise –, zu Routinen, die auch Ärzte zur Stimmungsaufhellung empfehlen. Self-Care ist keine Heilmethode, kann aber dazu beitragen, eine Abwärtsspirale zu stoppen. Und das verschafft dir etwas Raum zum Luftholen.

Niedergeschlagen zu sein bedeutet für jeden Menschen etwas anderes: Vielleicht schläfst du zu viel oder überhaupt nicht. Vielleicht freust du dich nicht auf kommende Ereignisse oder hast das Gefühl, das, was du tust, ist sinnlos. Oder du wirst reizbar oder machst dir mehr Sorgen.

Was bei einer niedergeschlagenen Stimmung fast immer zutrifft, ist, dass man es nicht mehr schafft, die Außenperspektive einzunehmen, weil man zu tief in den Gefühlen steckt. Vielleicht kommt es dir so vor, als hättest du komplett verloren. Vielleicht willst du nicht aufstehen, und wenn du es doch tust, denkst du ganz ohne Begeisterung an den bevorstehenden Tag.

Es könnte sein, dass das beste Self-Care in solch einer Phase darin besteht anzuerkennen, dass es jetzt wichtig für dich ist, traurig zu sein. Dann musst du dir eventuell Zeit geben, damit heilen kann, was nicht gut ist, und das damit verbundene Gefühl durchleben, bevor du über ein Geschehnis hinwegkommen kannst. Was würdest du jemandem, der dir etwas bedeutet, empfehlen, wenn er oder sie sich so fühlen würde wie du jetzt?

Vielleicht ist dir die niedergeschlagene Stimmung auch zur Gewohnheit geworden und du wartest darauf, dass jemand oder etwas dich rettet oder so verändert, dass du endlich glücklich bist. Welche kleine Veränderung kannst du umsetzen, um selbst aktiv zu werden, statt darauf zu warten, dass jemand anderes es tut?

> Nadia: *»Ich wartete ständig darauf, dass sich etwas ändern würde und ich glücklich wäre. Ich kannte nur größtes Drama und die Sehnsucht nach etwas, das ich nicht hatte. Die drei Dinge, die meine Situation änderten, waren: tägliche Dankbarkeitsübung (siehe Seite 74), tägliches Meditieren und regelmäßige wöchentliche Therapiesitzungen. In den letzten Jahren habe ich mich durchgängig fröhlich und zufrieden gefühlt, die längste Zeitspanne meines Lebens, und das ohne offensichtlichen Grund. Wenn ich deprimiert war, fragte ich mich, ob ich da jemals wieder rauskäme. Aber jetzt weiß ich, dass die Gefühle nicht von Dauer sind, sie gehen vorüber.«*

WARUM WIR THERAPIE LIEBEN

Eine Therapie kann das Leben verändern und sehr viel bewirken. Fast immer kann sie eine bessere Einstellung zum Leben vermitteln.

Was du in einer solchen Beziehung mit einer Person, die dir anfangs vollkommen fremd ist, bekommst, lässt sich nicht mit der Unterstützung von Freunden oder Familienmitgliedern (die ebenfalls unschätzbar wertvoll ist) vergleichen. In der Therapie sprichst du die ganze Zeit über dich, ohne befürchten zu müssen, jemanden zu kränken, zu langweilen oder dich zu blamieren.

Ein guter Therapeut kann dir helfen, dein Leben von außen zu betrachten, und dir Gedanken und Handlungen aufzeigen, von denen du nicht wusstest, dass sie Teil von dir sind. Eine Therapie unterstützt dich ohne Wenn und Aber und gibt dir ein neues Verständns davon, welches Verhältnis du zu dir und zur Welt hast.

Voraussetzung ist in jedem Fall, dass du weißt: Eine Therapie bedeutet keinesfalls, dass etwas mit dir nicht in Ordnung ist. Sie hilft dir einfach, vertraute Situationen aus einer neuen Perspektive zu betrachten.

Ja, eine Therapie kann teuer sein. Doch wenn wir das Bedürfnis nach Klärung haben, verzichten wir auch gerne mal auf neue Schuhe oder aufs Ausgehen. Schon wenige Sitzungen können einen großen Unterschied bewirken, vor allem wenn du größere Veränderungen in deinem Leben zu bewältigen hast.

Du musst aber einen geeigneten Therapeuten finden. Am besten sind natürlich persönliche Empfehlungen. Ansonsten machst du Termine bei mehreren Therapeuten aus und entscheidest dich für die Person, die dir sympathisch ist.

Früher haben Menschen, die Rat suchten, einen Priester oder ihren Rabbi befragt oder vielleicht den Dorfältesten. Ein Therapeut ist einfach die moderne, säkulare Form des uralten menschlichen Miteinanders.

Scheue dich nicht, dir Hilfe zu suchen.

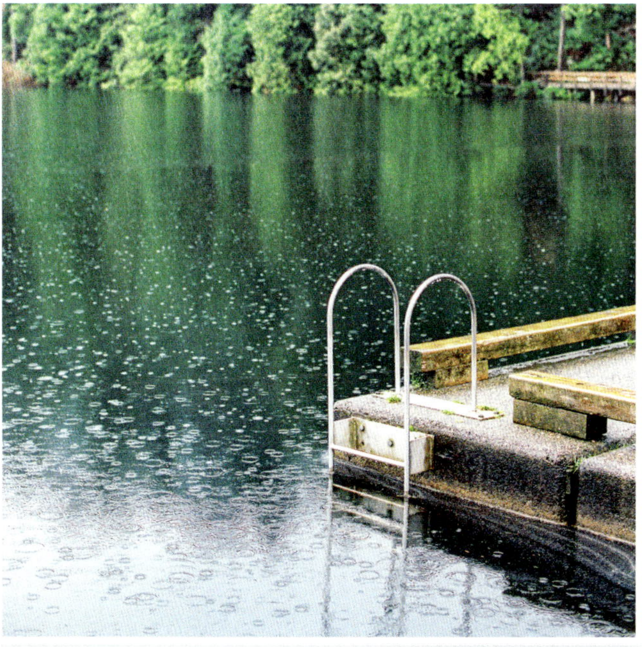

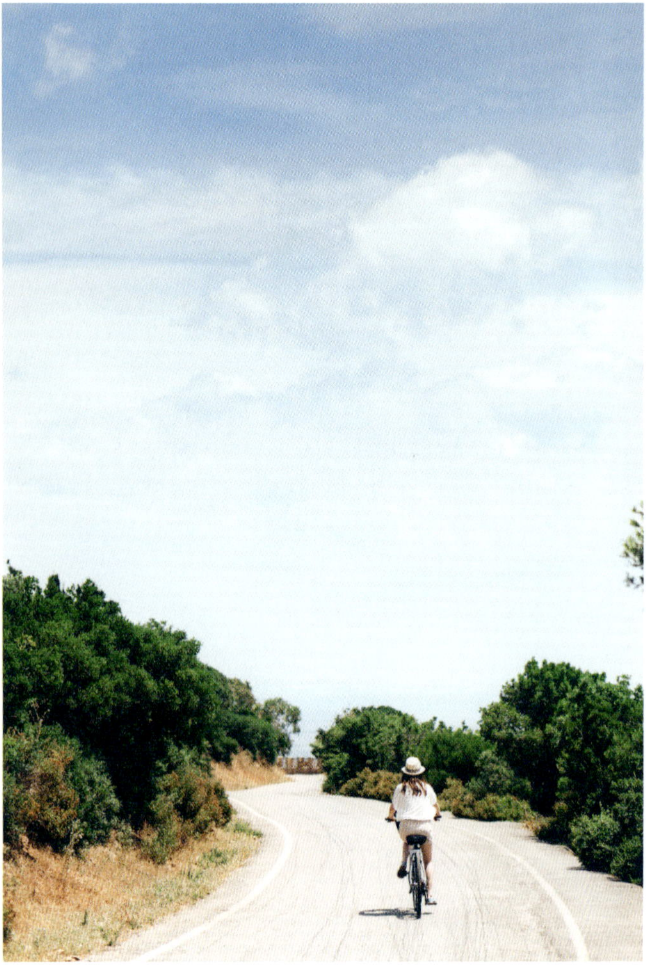

RAUS AUS DEM KOPF UND REIN IN DEN KÖRPER

Wenn du es schaffst, dich aus deiner Gedankenspirale zu lösen, hast du einen ersten Schritt getan. Nun kannst du anfangen, dich selbst mit etwas Abstand von außen anzuschauen. Das hilft dir, wenn du dich schlecht, traurig oder ängstlich fühlst. Vielleicht fällt es dir schwer und du musst dich dazu zwingen, aber wir versprechen dir, dass es sich lohnt.

* Tu etwas, das Konzentration und Fokussiertheit erfordert. Das holt dich heraus aus den Dauerschleifen im Kopf. Lerne etwas Neues, beispielsweise Malen, ein Instrument zu spielen oder eine neue Sprache.

* Unternimm etwas, bei dem du dich bewegst und dich gleichzeitig konzentrieren musst, zum Beispiel Skateboard fahren, Radfahren, Walken oder Yoga (oder probiere das beruhigende Yoga auf der nächsten Seite).

* Schau dir eine Komödie an. Auch wenn du in zynischer Stimmung bist, wirst du einen Film finden, der genug schwarzen Humor hat, um dich zum Lachen zu bringen. Lautes Lachen überflutet deinen Körper mit Glückshormonen. Und selbst ein ironisches Grinsen ist besser als eine ernste Miene.

* Geh neue Wege. Such dir einen anderen Spazierweg als üblich – er muss nicht weit weg sein, vielleicht schaust du dir einfach mal ein anderes Viertel an. Neue visuelle Eindrücke und Erfahrungen bringen dich auf andere Gedanken, zumindest vorübergehend.

* Allein zuhause zu sein, nur mit deinen Gedanken, kann deine Stimmung auf Talfahrt schicken. Durchbrich die Negativspirale, geh aus und triff dich mit Menschen, die dich unterstützen, ob du nun lachen oder weinen musst.

BERUHIGENDES YOGA

Setz dich auf den Boden (oder auf ein Kissen, einen Yogablock oder ein Polster – was dir am angenehmsten ist). Deine Beine sind gekreuzt, deine Wirbelsäule ist gerade aufgerichtet.

Lass deinen Kopf dreimal langsam kreisen. Deine Schultern bleiben locker und dein Unterkiefer entspannt. Nimm dabei alle vorhandenen Verspannungen in Nacken und Schultern wahr.

Lass den Kopf dreimal in die entgegengesetzte Richtung kreisen.

Beuge deinen Oberkörper nach vorn über die gekreuzten Beine, um die Wirbelsäule langzumachen. Streck die Arme nach vorn.

Richte dich wieder auf, kreuze die Beine andersherum (sodass das rechte Schienbein vor dem linken liegt oder umgekehrt) und beuge dich erneut vor.

Komm in den Vierfüßlerstand; dabei stehst du auf Händen und Knien und der Rücken ist flach.

Bring deinen Rücken nach oben in eine leichte Rundung, anschließend drückst du ihn langsam und sanft nach unten durch. Wiederhol diese Bewegung mehrmals und nimm wahr, wie sich dein Körper anfühlt.

Setz dich nach hinten auf deine Fersen und leg deinen Oberkörper auf den Oberschenkeln ab, um deinen Körper in die Kindhaltung zu bringen. Du kannst deine Stirn auf dem Boden, auf einem Block oder einem Kissen ablegen. Deine Arme kannst du vor dem Körper ausstrecken oder seitlich daneben legen. Probier aus, was dir am angenehmsten ist. Bleibe mehrere Atemzüge lang in dieser Position und spür in dich hinein.

Setz dich wieder auf und streck deine Beine nach vorn aus.

Stell dein linkes Bein auf, beuge das linke Knie zur Seite und leg den linken Fuß innen an den rechten Oberschenkel.

Halte das rechte Bein gerade, streck deine Arme nach oben, beuge dich vor und umfasse deinen rechten Fuß oder das rechte Fußgelenk. Oder leg deine Arme neben deinem rechten Bein ab.

Atme drei- bis fünfmal ein und aus.

Komme mit einem Einatmen zurück in die Sitzhaltung.

Nun streck dein linkes Bein aus, beuge das rechte und wiederhole den Ablauf gegengleich.

Komme mit einem Einatmen zurück in die Sitzhaltung.

Leg dich auf den Rücken und stell die Füße etwas mehr als hüftbreit voneinander entfernt flach auf. Lass deine Knie nach innen fallen, sodass sie sich berühren.

Leg deine rechte Hand auf den Bauch und deine linke Hand auf die Brust.

Atme langsam und gleichmäßig ein und aus, zähle beim Einatmen bis vier und beim Ausatmen bis vier und spüre, wie der Atem von deinem Bauch aus zu deiner Brust aufsteigt.

Dann zähle beim Einatmen bis vier und beim Ausatmen bis sechs.

Zähle zum Schluss beim Einatmen bis vier, beim Ausatmen bis acht.

Lass deinen Atem zu seinem normalen Rhythmus zurückkehren, leg dich flach auf den Rücken und entspanne deinen ganzen Körper zwei Minuten lang. Stell dir dabei vor, wie du immer weiter in den Boden hineinsinkst.

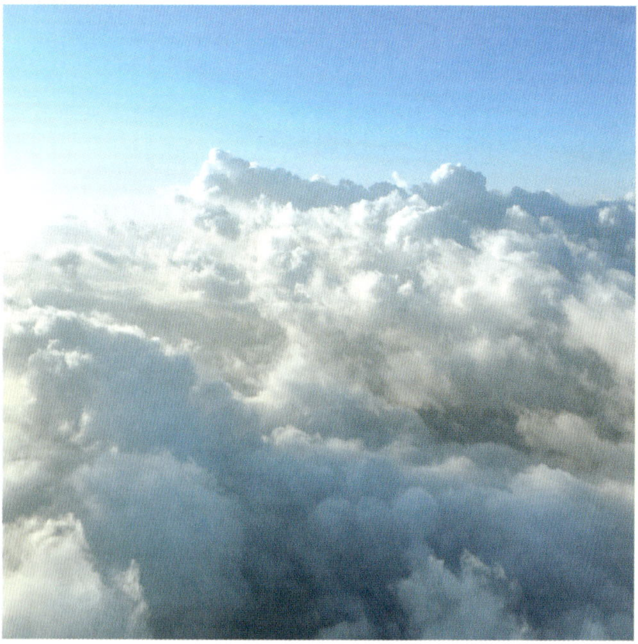

WIE DU DEN SCHNEEBALLEFFEKT DEINER GEDANKEN VERHINDERST

Du weißt, wie es läuft: Erst stellt sich ein kleiner, unruhiger Gedanken ein und eh man sich versieht, hat sich daraus ein gigantisches, unangenehmes Schreckensszenario entwickelt. Vielleicht musst du mit jemandem ein unangenehmes Gespräch führen und machst dich schon Tage vorher mit allen möglichen (vor allem schrecklichen) Ideen verrückt. Was aber, wenn sich das Gespräch viel einfacher gestaltet, als du dachtest? Dann hast du deine ganze Zeit und Energie für nichts und wieder nichts verschwendet.

Kleine Ängste können größten Befürchtungen Tür und Tor öffnen nach dem Motto: »Mir geht es schlecht und so werde ich mich für den Rest meines Lebens fühlen.« Nein, wirst du nicht. Du wirst lernen, deine Gedanken in den Griff zu bekommen.

Wir vergleichen das, was in solchen Situationen mit den Gedanken passiert, mit einem Schneeball, der den Berg hinunterrollt und dabei immer größer wird, weil immer mehr Schnee an ihm haften bleibt.

Um diesen Effekt zu vermeiden, nimm unmittelbar wahr, wenn ein unangenehmer Gedanke auftritt. Weiche nicht aus. Nimm einen tiefen Atemzug und versuche, etwas Raum zwischen dich und deine Gedanken zu bringen.

Frag dich: Beruht dieser Gedanke auf einer Tatsache oder auf einer Interpretation meinerseits? Woher kommt er? Geht es um eine alte Geschichte, die ich mir selbst oft erzähle, beispielsweise dass Menschen mich immer verlassen?

Während du deine Gedanken beobachtest, bringst du dich zurück ins Jetzt und betrachtest deine aktuelle Situation in der Gegenwart. Sicher sieht sie jetzt anders aus, als dein Kopf sie zunächst erschaffen hatte.

Du hast den Schneeball aufgehalten.

ENTSPANNUNG DURCH WECHSELSEITIGE NASENATMUNG

Diese Atemtechnik aus dem Yoga beruhigt den Geist und vermindert Stress. Sie soll dazu beitragen, die linke und die rechte Gehirnhälfte ins Gleichgewicht zu bringen. Auf jeden Fall hilft sie dir, dich körperlich, geistig und emotional ausgeglichen zu fühlen. Teste die Wirkung einfach, wenn sich deine Gedanken wieder einmal verselbstständigen wollen.

1. Setz dich auf einen Stuhl und stell deine Füße flach auf den Boden; zieh bei dieser Variante deine Schuhe aus, damit du den Untergrund gut spürst. Oder du setzt dich mit gekreuzten Beinen auf den Boden; nimm dann ein Kissen als Unterlage, damit du gerade aufgerichtet bist.

2. Verbinde dich mit deiner Atmung. Beginne mit langsamen, weichen, gleichmäßigen Atemzügen. Vielleicht spürst du bereits, wie sich dein Körper entspannt.

3. Leg deine linke Hand mit der Handfläche nach oben auf dein linkes Knie. Die Spitzen von Zeigefinger und Daumen berühren sich.

4. Beuge Zeige- und Mittelfinger der rechten Hand zur Handfläche hin. Im weiteren Verlauf legst du den Daumen an die rechte Nasenseite und verschließt mit leichtem Druck das rechte Nasenloch, mit dem Ringfinger verschließt du das linke Nasenloch.

5. Zuerst ist das rechte Nasenloch an der Reihe. Verschließe es mit dem Daumen und atme mehrmals durch das linke Nasenloch ein und aus.

6. Öffne das rechte Nasenloch wieder und verschließe gleichzeitig mit dem Ringfinger das linke Nasenloch. Atme durch das rechte Nasenloch ein und aus.

7. Verschließe das rechte Nasenloch und atme durch das linke Nasenloch ein. Zähle dabei bis vier. Dann verschließe das linke Nasenloch und atme durch das rechte aus. Zähle dabei bis acht.

   Atme durch das rechte Nasenloch ein und zähle dabei bis vier, verschließe dann das rechte Nasenloch und atme durch das linke aus, während du bis acht zählst. Dies ist ein Durchlauf.

8. Führe fünf vollständige Durchläufe aus. Senke danach deine Hände.

9. Sitz mehrere Minuten lang ruhig da und atme durch beide Nasenlöcher. Nimm wahr, wie du dich fühlst.

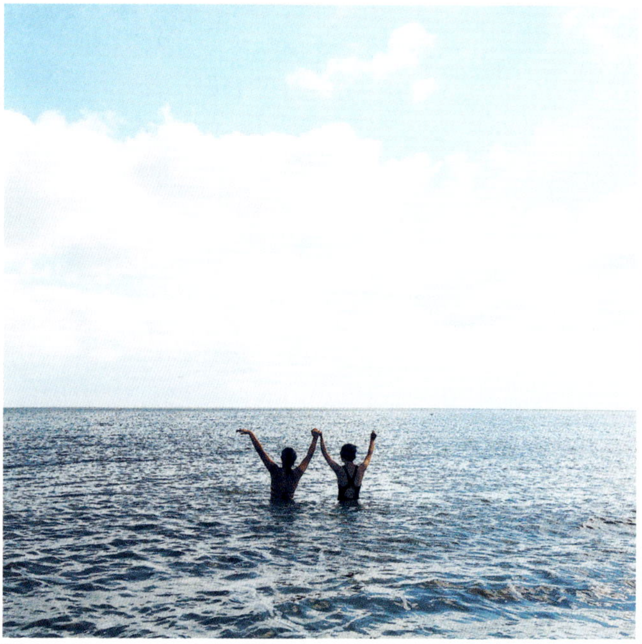

WIE DU MEHR FREUDE IN DEIN LEBEN BRINGST

* Horche in dich hinein und nimm wahr, wie du dich fühlst. Wiederhole dies an jedem Tag, möglichst mehrere Male.
* Frag dich, wie sich Freude für dich anfühlt. Wann hast du diese Empfindung zuletzt verspürt?
* Wann merkst du, dass du dich nicht in das Gefühl der Freude einstimmen kannst? Was kannst du tun, um das zu ändern?
* Frag dich, wie sich Freude genau jetzt, in diesem Moment, für dich anfühlen würde.
* Was könntest du genau jetzt, in diesem Moment, tun, um in deinem Leben mehr Freude zu verspüren?
* Tu heute etwas für dich, das dir Freude schenkt.

Licht

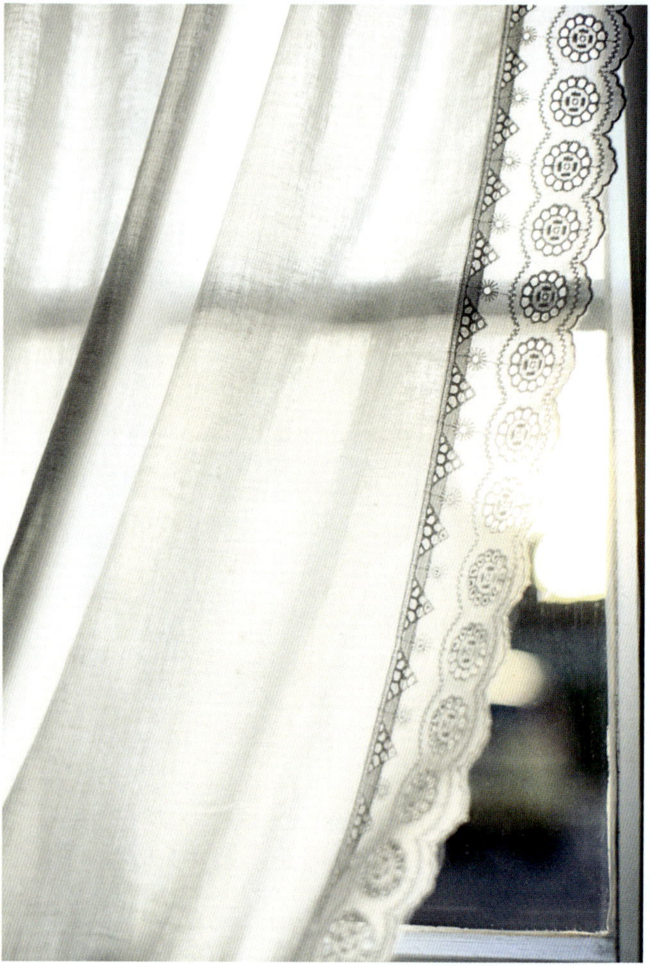

»Lassen wir unser eigenes Licht erstrahlen, erlauben wir anderen unbewusst dasselbe. Sind wir von unserer eigenen Angst befreit, befreit unsere Gegenwart automatisch andere.«

Marianne Williamson

Hast du schon mal jemanden getroffen, der von innen zu leuchten schien? Oder hast du eine Person gesehen, deren Augen leuchteten? Selbst Menschen, die mit Spiritualität gar nichts anfangen können, benutzen das Licht als Metapher für die Energie, die in uns allen ist. Wenn du das Gefühl hast, vor Leben zu sprühen und voller Energie zu stecken, kann das jeder sehen. Ein anderer Begriff, der dieses Licht beschreibt, ist »Lebenskraft«. In der chinesischen Medizin heißt sie Chi und im Yoga Prana. Dein Licht stützt dich von innen.

Wenn du dich niedergeschlagen oder unwohl fühlst, wenn du traumatisiert oder gestresst bist, trübt sich dein Licht ein. Und es wird noch trüber, wenn du nicht für dich sorgst. Die Menschen wenden so viel Zeit für ihre Hautpflege oder ihre Kleidung auf, aber tatsächlich ist es ihr inneres Leuchten, das sie für andere anziehend macht. Leuchtet dein Licht hell, nehmen die Menschen das wahr, egal was du trägst.

In diesem Kapitel geht es darum, wie du dein inneres Licht leuchten lässt und wie du es nährst, ob morgens als Erstes nach dem Aufstehen oder als Letztes vor dem Schlafengehen, ob zuhause oder unterwegs. Gewöhn dir an, regelmäßig auf deine Energie zu achten – warte damit nicht, bis du weniger um die Ohren hast, oder bis zum Urlaub oder zum Wochenende. Wenn du für deine Energie sorgst, wann immer du die Möglichkeit dazu hast, fühlst du dich gut, wohin du auch gehst.

Möge deine Macht mit dir sein.

STARTE GUT IN DEN TAG

»Jeden Morgen, wenn wir aufwachen, liegen 24 komplett neue Lebensstunden vor uns. Welch ein kostbares Geschenk! Wir haben die Fähigkeit, diese 24 Stunden so zu leben, dass sie uns und anderen Frieden, Freude und Glück bringen.« *Thich Nhat Hanh*

Wie startest du in der Regel am Morgen? Wirst du plötzlich geweckt, weil dir ein Kind, eine Katze oder ein Hund auf den Bauch springt? Rollst du dich hinüber, greifst zum Handy und liest Nachrichten oder checkst Twitter oder Instagram? Drückst du immer und immer wieder die Schlummertaste? Wenn ja, stellst du deinen Körper und deinen Geist darauf ein, reaktiv zu sein, statt dich in eine positive Haltung zu bringen, bevor dein Tag beginnt.

Wir möchten dir zeigen, wie du sanft aufwachst und selbst wählst, was am Morgen gut für dich ist. Wenn du auf die richtige Weise startest, kannst du dich ruhig und gelassen fühlen statt aufgeschreckt und fahrig zu sein. Gönne dir einen Moment für dich, das verschafft dir eine souveräne Haltung, aus der heraus du besonnen auf die Ereignisse des Tages eingehen kannst statt nur auf sie zu reagieren.

Bevor du aufstehst:

* Schreib eine superschnelle Dankbarkeitsliste. Darauf kann etwas ganz Einfaches stehen, etwa das Bett, in dem du geschlafen hast, oder so etwas Großes wie das Dach über deinem Kopf. Du kannst auch notieren, was du schwierig findest, und dann formulieren: »Danke für die Lektion, die ich gelernt habe.« Oder: »Danke, jetzt weiß ich, wie ich anders mit dieser schwierigen Situation umgehen kann.«

* Lies als Erstes eine Seite in einem inspirierenden Buch, statt dich sofort nach dem Aufwachen mit den Nachrichten aus aller Welt zu konfrontieren.
* Formuliere eine Absicht für den Tag. Überleg oder schreib auf, wie sich dein Tag anfühlen soll, beispielsweise: »Ich bin heute voller Energie und inspiriert.«
* Schicke jemandem einen liebevollen Text. Es könnte ein Dankeschön sein, das Angebot zu helfen oder einfach »Ich liebe dich«.
* Lass dich in den Arm nehmen. Das klingt vielleicht ewas altmodisch, aber eine Umarmung, sei es von deinem Hund, deiner Katze, deinem Partner oder deinem Kind, schenkt reine Freude. Und sorgt dafür, dass das Liebeshormon Oxytocin ausgeschüttet wird.
* Horche in dich hinein. Du kannst Self-Care nicht praktizieren, wenn du nicht weißt, ob du müde oder erschöpft bist oder kaum geschlafen hast. Es kann auch sein, dass du einfach schlechte Laune hast – jeder kennt solche Tage. Spürst du nicht in dich hinein, machst du dir vielleicht Vorwürfe, weil du nicht in Topform bist, oder gibst der Welt oder anderen Menschen die Schuld an deiner Verstimmung. Wenn du dir aber bewusst machst, wie es dir geht, kannst du damit umgehen – etwa indem du für die Mittagspause einen Spaziergang an der frischen Luft einplanst, der dich wacher macht, oder indem du etwas Gesundes zu essen einpackst, damit du nichts Süßes naschst. Du kannst auch deine Erwartungen, was du heute alles erledigen willst, herunterschrauben. Und: Sei nett zu dir.

VERSCHÖNERE DEINEN MORGEN

Die folgende Liste ist lang. Wir stellen uns aber nicht vor, dass du alle Anregungen auf einmal ausprobierst! Beginne damit, dir eine der Ideen zur regelmäßigen Gewohnheit zu machen, und du wirst feststellen, dass sich dein ganzer Tag verändert.

- Trink vor deinem morgendlichen Tee oder Kaffee eine Tasse heißes Wasser mit einer Zitronenscheibe, um dich zu rehydrieren und Verdauung und Leber in Schwung zu bringen.

- Lass dich von deinem Wecker eine halbe Stunde früher wecken als die anderen Personen in deinem Haushalt. Du kannst die Zeit nutzen, um länger zu duschen oder Morgengymnastik zu machen. Vielleicht entdeckst du auch, dass dies die beste Zeit für dich ist, um etwas zu planen oder kreativ zu sein. Wenn dann alle anderen wach sind, wirst du dir denken: »Also los, packen wir's an!«

- Meditiere fünf oder zehn Minuten. Setz dich dazu auf dein Kissen, damit du dich aufrichtest (mach es dir nicht so bequem, dass du wieder einschläfst).

- Probiere Ölziehen aus, eine traditionelle ayurvedische Behandlung zur Mundhygiene, die sogar die Zähne weißer machen soll. Auf unsere Art ist es ganz einfach, wir bevorzugen Kokosöl: Nachdem du aufgewacht bist und bevor du ins Bad gehst, nimm einen Teelöffel Kokosöl in den Mund und lass es zergehen. Nimm nicht zu viel auf einmal, sonst kann vielleicht ein Brechreiz aufkommen. Setz dann Teewasser auf. Bewege das Öl in deinem Mund hin und her und drück es durch die Zähne, bis das Wasser kocht. Spucke das Öl in ein Taschentuch (nicht ins Waschbecken, da es die Rohre verstopft), das kommt dann in den Müll.

- Nimm etwas grünes Gemüse zum Frühstück zu dir, zum Beispiel Spinat als Beilage, Avocado auf dem Toast, Grünkohl oder Spinat im Smoothie, grünen Spargel zum gekochten Ei oder etwas Petersilie oder Koriander auf den Rühreiern.

* Wecke deine Wirbelsäule mit einer Drehung. Leg dich flach auf den Rücken. Umfasse dein rechtes Knie und zieh es zur Brust. Bewege es dann in Richtung deiner linken Körperseite. Drück das Knie mit deiner linken Hand nach unten und streck deinen rechten Arm in Schulterhöhe seitlich nach rechts aus. Atme drei- bis fünfmal tief ein und aus. Zur anderen Seite wiederholen.
* Bring dich in Schwung, etwa indem du ein paar Bewegungen aus deinem Yoga-Kurs machst, durch das Haus tanzt oder einmal um den Block gehst. Du hast doch ganz bestimmt zehn Minuten Zeit für dich, oder? Denn die reichen meist schon aus.

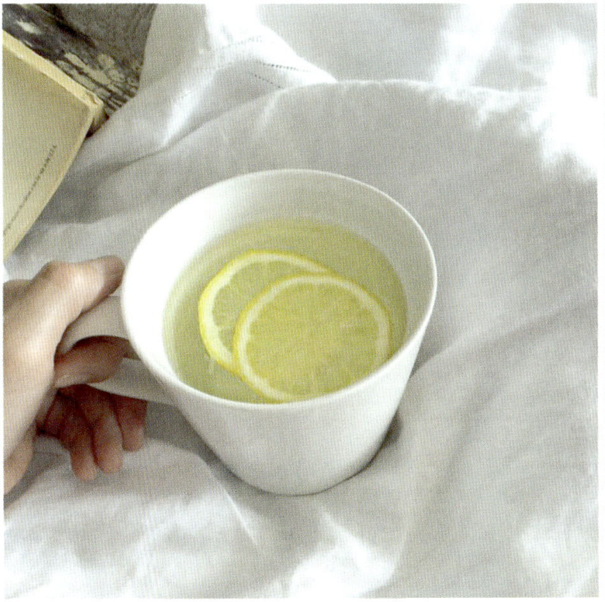

NADIAS FÜNF-MINUTEN-MORGENYOGA

Hole mit dieser Übung deinen Körper dort ab, wo er heute ist.

Stell dich aufrecht hin, die Füße stehen hüftbreit auseinander. Lasse deine Arme von einer Seite zur anderen schwingen und atme dabei ein und aus.

Beuge nun deine Knie und fang an, mit deinem Körper eine leichte Hüpfbewegung zu machen, um den Kreislauf in Schwung zu bringen.

Streck deine Arme über den Kopf nach oben aus. Halte dein linkes Handgelenk mit der rechten Hand, beuge dich nach rechts und spüre, wie sich die linke Seite dehnt.

Atme ein und kehre zur Mitte zurück.

Wechsle die Seiten. Halte dein rechtes Handgelenk mit deiner linken Hand und beuge dich nach links.

Atme ein, kehre zur Mitte zurück und lass die Hände los.

Leg deine Hände auf den unteren Rücken und heb deine Brust Richtung Himmel, sodass sich dein Rücken nach vorn wölbt.

Komm in den Vierfüßlerstand. Drück mit dem Einatmen Brust und Gesäß nach oben und schau zum Himmel. Der Rücken bewegt sich nach unten. Beim Ausatmen wölbst du deinen Rücken nach oben und schaust in Richtung Bauch. Wiederhole dies dreimal.

Stell dich auf die Füße und heb den Po, bis auch deine Arme gestreckt sind. Nun bist du in der Position des herabschauenden Hundes. Lass die Knie dabei leicht gebeugt. Winkel nun die Knie abwechselnd etwas an, als würdest du auf der Stelle gehen. Beuge dann beide Knie stärker und heb den Po, um den unteren Rücken zu strecken.

Gehe mit den Händen zu den Füßen, die Knie bleiben locker. Umfasse deine Ellbogen, lass den Oberkörper vor den Beinen hängen, die Knie bleiben gebeugt. Schaukle sanft zu beiden Seiten und spüre, wie der Rücken sich entspannt.

Lass die Arme los und rolle dich langsam Wirbel für Wirbel nach oben.

Streck deine Arme nach oben über den Kopf und zähle bis vier.

Senke deine Arme und zähle dabei bis vier.

Wiederhole das dreimal. Fühle dich den ganzen Tag toll.

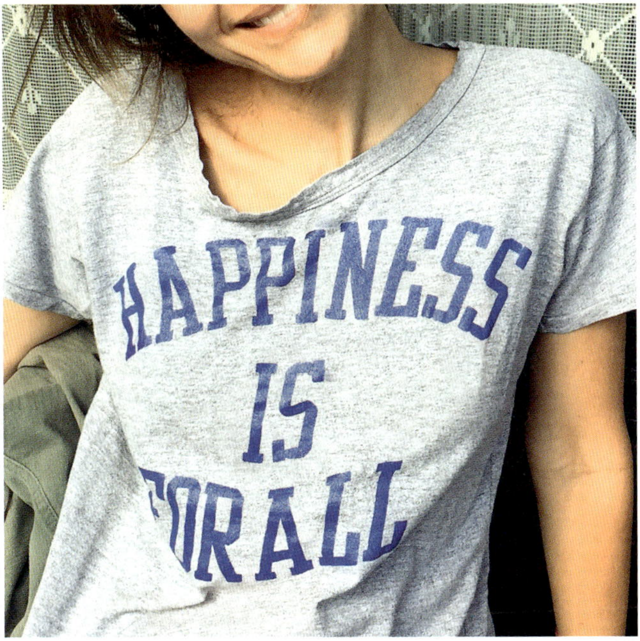

SELF-CARE AM ARBEITSPLATZ

»Befolge diese drei Regeln: Respekt für dich selbst. Respekt für andere. Verantwortung für all dein Handeln.« *H. Jackson Brown, Jr.*

Am Arbeitsplatz gerätst du nicht nur wegen Terminen und Zielen in Stress, sondern auch wegen der Menschen. Du verbringst den Tag gemeinsam mit unterschiedlichsten Personen samt ihren jeweiligen Ansichten in einem Raum. Und so bist du nicht nur mit deinen eigenen Gefühlen konfrontiert, sondern auch mit denen der anderen.

Die wichtigste Maßnahme für Self-Care am Arbeitsplatz ist, dass du jeden Morgen in dich hineinhorchst. Wenn du schon beim Aufwachen feststellst, dass du schlecht gelaunt bist, kannst du vielleicht etwas dagegen tun, bevor du ins Büro gehst. Bist du niedergeschlagen oder sehr gestresst, könntest du vielleicht Kollegen bitten, dir heute etwas Arbeit abzunehmen. Wenn du weißt, wie es um dich steht, bevor du anderen begegnest, kannst du ihnen und dir selbst gegenüber rücksichtsvoller sein.

Vielleicht hast du Glück und fantastische Kollegen, aber selbst am besten Arbeitsplatz gibt es meistens jemanden oder etwas, das einen verrückt macht. Wir hoffen, dass unsere Vorschläge dir nicht nur helfen, dir deine Energie zu bewahren, sondern auch, mit den unterschiedlichen Menschen und in anstrengenden Situationen gut zurechtzukommen.

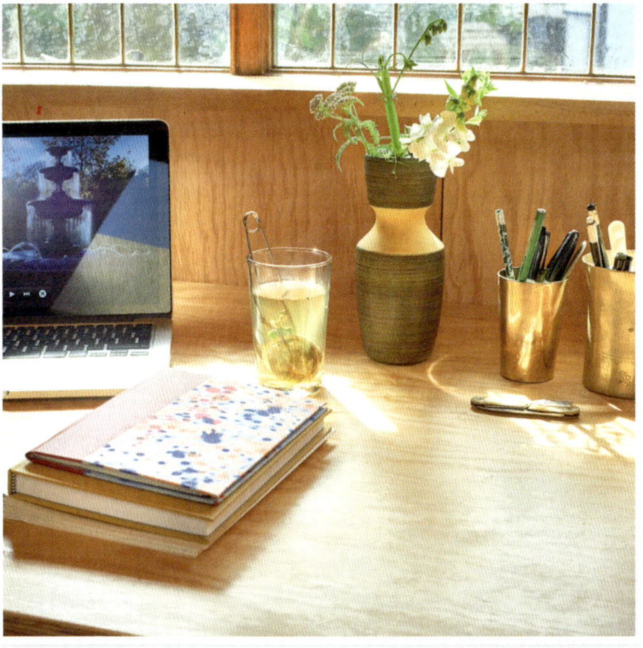

WIE DU FÜR MEHR WOHLBEFINDEN BEI DER ARBEIT SORGST

* Bewege dich als Gegenmaßnahme zum langen Sitzen am Arbeitsplatz, bevor du im Büro ankommst. Steig eine Haltestelle früher aus oder geh die Rolltreppe hinauf statt auf ihr zu stehen.
* Wenn das bei deiner Arbeit möglich ist, trage Kopfhörer und höre beruhigende Musik. Erschwert dies die Konzentration, versuche es mit Instrumentalstücken. Aber: Kopfhörer signalisieren anderen, dass du nicht angesprochen werden willst, benutze sie daher mit Bedacht. Trag sie nicht pausenlos, sonst bekommst du nicht mit, was um dich herum geschieht.
* Investiere etwas Geld und kaufe ein Paar chinesische Entspannungskugeln – das sind Kugeln, die du in den Händen rollst, um Stress abzubauen.
* Stell dir eine Pflanze oder frische Blumen auf den Schreibtisch. Alles, was grün ist, hat beruhigende Wirkung.
* Horche regelmäßig in dich hinein und überprüfe, wie es dir geht. Hast du gegessen? Hast du genug Wasser getrunken?
* Lade eine Web-Anwendung herunter, die dich auffordert, regelmäßig Pausen zu machen, oder sich mit positiven Affirmationen bemerkbar macht.
* Leg dir einen Kristall auf den Schreibtisch. Quarz sieht sehr schön aus und soll positiv auf die Konzentrationsfähigkeit wirken.
* Geh zur Mittagszeit spazieren und lass währenddessen dein Telefon auf dem Schreibtisch liegen. Wähle möglichst jeden Tag einen anderen Weg.

- Sorge für frische Luft. Auch wenn es in manchen Büros schwierig ist, öffne nach Möglichkeit immer mal wieder ein Fenster.
- Vermeide am Mittag schweres, kohlenhydratreiches Essen, das dich müde macht.
- Trinke genügend. Stell dir dazu einen Krug mit Wasser auf den Schreibtisch. Gib eine Zitronenscheibe oder einen Tropfen frisches Zitronenöl hinzu, damit es dich gut erfrischt (das Öl muss zum Verzehr geeignet sein).
- Halte deinen Schreibtisch sauber und ordentlich.
- Versorge dich mit möglichst viel natürlichem Licht oder schaff dir eine Salzkristalllampe für deinen Schreibtisch an. Ihre Wirkung auf Luft und Licht wird dir gut tun.
- Zieh am Arbeitsplatz deine Schuhe aus, damit du mit beiden Füßen den Boden spürst und deine Zehen bewegen kannst. Es fühlt sich angenehm an, die Fußsohlen fest im Untergrund verwurzelt zu spüren. Das verbessert auch die Haltung.
- Prüfe deine Haltung etwa jede Stunde: Setze dich gerade hin, stell die Füße auf den Boden und atme mehrmals tief ein und aus. Öffne dich von Schlüsselbein zu Schlüsselbein, achte auf eine entspannte Kinnhaltung und lockere deine Kiefer. Das entlastet deine Schultern und räumt deiner Lunge, deinem Verdauungssystem und deinen Organen mehr Platz ein, damit alles gut funktionieren kann.
- Steh möglichst einmal pro Stunde auf, selbst wenn du dann nur einmal durchs Büro läufst und deine Beine streckst.
- Träufle einen Tropfen Zitronenöl in deine Hand oder auf ein Taschentuch und inhaliere den Duft tief. Das hilft hervorragend gegen das Leistungstief am Nachmittag – der Duft verbessert die Konzentration und sorgt für einen klaren Geist.

RAUS AUS DER ZUCKERFALLE

Wenn dir langweilig ist, wandert deine Aufmerksamkeit dann zum Keksvorrat im Küchenschrank oder zu dem Gebäck, das eine Kollegin mitgebracht hat? Ganz oft essen wir solche »Leckereien«, weil wir lustlos oder müde sind, aber nicht, weil wir Hunger haben. Vielleicht brauchst du dann nichts zu essen, sondern eine Pause. Mach einen kurzen Spaziergang oder ruf eine Freundin an.

Wenn sich alle im Büro zusammentun, ist es dann machbar, eine Woche oder sogar einen Monat lang im Büro keinen Zucker zu essen? Vielleicht kannst du stattdessen gesunde Snacks wie die rohen Kokosbällchen (siehe Seite 234) zur Arbeit mitnehmen.

* Rufe einen Club für gesundes Mittagessen ins Leben: Bringt alle etwas selbst Zubereitetes mit und richtet es in der Büroküche als Büffet an. Das muss ja nicht jeden Tag sein, aber vielleicht jeden Freitag. Auf diese Weise motiviert ihr euch gegenseitig. Oder ihr geht gemeinsam zum Sport oder bereitet regelmäßig einen frischen Saft zu. Findet heraus, worauf ihr Lust habt.

* Stell dir eine Schale mit frischem Obst auf den Schreibtisch. Vielleicht necken dich deine Kollegen deswegen, aber bestimmt nehmen sie sich etwas von dem, was da ist – genauso wie du.

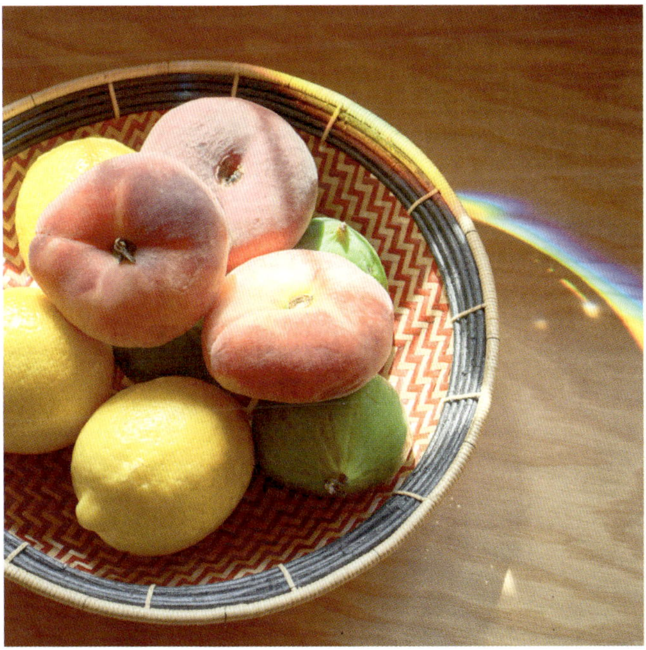

YOGA AM ARBEITSPLATZ

Willst du deinen Körper ein wenig dehnen, hilft es natürlich, wenn du ein eigenes Büro hast. Doch selbst wenn nicht: Dich zwischendurch zu bewegen lohnt sich, selbst wenn du ein paar schiefe Blicke erntest.

Setz dich auf die Stuhlkante, stell deine Füße flach auf den Boden und mach deine Wirbelsäule so lang wie möglich. Atme mehrmals tief ein und aus.

Prüf deine Haltung und lass jede Anspannung in deinem Körper los.

Wirbelsäulendrehung

Halte deine Arme neben deinem Körper. Streck sie mit dem Einatmen über den Kopf nach oben.

Dreh dich mit dem Ausatmen nach rechts, senke deine Arme und leg deine linke Hand auf deinem rechten Knie und deine rechte Hand auf der Stuhllehne hinter deinem Rücken ab. Schau über deine rechte Schulter.

Mit dem Einatmen hebst du deine Arme wieder und drehst dich zur Mitte.

Dreh dich mit dem Ausatmen nach links, leg deine rechte Hand auf deinem linken Knie und deine linke Hand auf der Stuhllehne hinter deinem Rücken ab. Schau über deine linke Schulter.

Wiederhole diese Übung zweimal.

Schulterdehnung

Du sitzt auf deinem Stuhl. Heb mit dem Einatmen die Arme.

Verschränk die Finger über dem Kopf und dreh deine Handflächen zur Decke. Bring deine Arme gestreckt vor den Körper, beuge deinen Rücken und senke deinen Kopf.

Mit dem Einatmen hebst du die Handflächen wieder zur Decke.

Wiederhole diese Übung dreimal.

Hüftdehnung

Setz dich auf einen Stuhl. Dein linker Fuß steht flach auf dem Boden (die Knie sind im rechten Winkel gebeugt). Leg dein rechtes Fußgelenk über dein linkes Knie.

Zieh die rechte Fußspitze an und drück dein rechtes Knie Richtung Boden, sodass dieses Bein ein Dreieck bildet.

Setz deinen rechten Ellbogen auf dein rechtes Knie und deinen linken Ellbogen auf dein rechtes Fußgelenk.

Leg deine Handflächen in Gebetshaltung aneinander und beuge dich nach vorn über deine Beine. Richte dabei die Brust nach vorn aus. Du solltest eine Dehnung in deiner rechten Hüfte spüren.

Atme fünfmal ein und aus.

Wechsle die Seiten und wiederhole diese Übung.

Noch eine Schulterdehnung

Du sitzt auf der Kante deines Stuhls und öffnest deine Beine hüftbreit. Deine Füße stehen fest auf dem Boden.

Verschränke deine Hände hinter deinem Rücken und beuge dich nach vorn. Lass deinen Kopf zwischen die Knie sinken und streck die Handflächen zur Decke.

Halte die Position fünf Atemzüge lang.

Lockere deine Arme und roll dich langsam nach oben.

Anspannen und loslassen

Spann alle Muskeln im Körper und im Gesicht fest an, balle die Hände zu Fäusten und presse deine Pobacken zusammen.

Mit dem Ausatmen lässt du alles mit einem Seufzer los (streck die Zunge heraus und gib einen lauten Schrei oder Seufzer von dir, das lockert dich zusätzlich. Na gut, für ein Großraumbüro ist das vielleicht doch etwas zu viel).

Wiederhole diese Übung dreimal.

Schreibtisch-Schläfchen

Wenn du etwas Erholung brauchst, aktiviere den Flugmodus deines Handys und stell den Wecker (mit sanfter Weckmelodie) auf fünf oder zehn Minuten später.

Leg ein Kissen (oder eine zusammengefaltete Jacke oder einen Mantel) auf den Schreibtisch. Schieb deinen Stuhl etwas nach hinten.

Beuge dich vor, leg deine Arme auf das Kissen und deine Stirn auf deine Hände.

Deine Schultern sind entspannt, deine Wirbelsäule findet eine angenehme Haltung, deine Füße stehen auf dem Boden.

Hoffentlich kommt nicht gerade jetzt deine Chefin vorbei …

ENERGETISCHER SCHUTZ IN SCHWIERIGEN SITUATIONEN

Es gibt jemanden oder etwas in deinem täglichen Leben, das dich auslaugt und dir ein schlechtes Gefühl gibt? Und du kannst dieser Person nicht ausweichen oder diese Situationen nicht umgehen? Dann kann dir ein energetischer Schutzschild helfen, den du um dich herum erzeugst. Das mag etwas eigenartig klingen, doch wenn du fühlen kannst, wie dir in einer Situation Energie entzogen wird, warum solltest du dich dann nicht mit deiner eigenen Energie genau davor schützen können?

* Stell dir vor, dass du von einer goldenen Lichtblase eingehüllt bist, die dich schützt. Atme in deiner Blase mehrmals tief ein und aus.

* Visualisiere einen schützenden Schlafsack und stell dir vor, dass du hineinsteigst und den Reißverschluss von deinen Füßen bis zu deinem Scheitel zuziehst.

* Wasch dir nach der Begegnung mit einer schwierigen Person die Hände und dusche oder bade immer nach einem komplizierten Tag. Wasser hat eine sehr starke reinigende Wirkung, insbesondere wenn etwas dich sehr belastet.

* Greife buchstäblich in den Raum um dich herum ein. Stell dir vor, dass du nach der schlechten Energie greifst, und wirf sie weg (warte vielleicht, bis die für dich schwierige Person weg ist, damit sie nicht sieht, was du tust!). Ebenso kannst du die schlechte Energie mit deinen Fingerspitzen zu Boden schnippen und dort einfach liegen lassen.

* Träufle einen Tropfen ätherisches Zitronen- oder Pfefferminzöl auf eine deiner Hände und reibe deine Handflächen aneinander. Halte dir die Hände vor die Nase und atme den Duft dreimal tief ein und aus. Das tut gut, nachdem du dich in einer Menschenmenge oder in öffentlichen Verkehrsmitteln aufgehalten hast.

ROHE KOKOSBÄLLCHEN

Diese Kugeln sind wahre Bestseller im Café – wir können sie gar nicht schnell genug herstellen! Und sie sind der perfekte Snack im Büro, wenn du versuchst, den üblichen Keksen und Schokoladen zu widerstehen.

Ergibt etwa
30 Bällchen

6 Medjool-Datteln, entsteint
8 getrocknete Feigen
75 g Kokosraspel
110 g gemahlene Mandeln
3 EL Mandelbutter
2 EL rohes Kakaopulver
1 EL Kokosöl
¼ TL Vanilleessenz
1½ TL Ahornsirup
¼ TL Salz

Zum Bestäuben

1 EL rohes Kakaopulver
1 EL Kokosraspel
1 EL Sesamsamen

Die Datteln und die Feigen in einer Schüssel mit Wasser, das kurz aufgekocht wurde, 5 Minuten einweichen. Das Einweichwasser aufbewahren, du brauchst es noch.

Kokosraspel und gemahlene Mandeln in einer Küchenmaschine zu einem feinen Pulver zerkleinern, dann alle anderen Zutaten hinzufügen und rühren, bis sie sich zu einer Masse verbunden haben.

Esslöffelweise von dem Einweichwasser der Feigen und Datteln dazugeben, dabei die Zutaten weiter verrühren, bis sich ein sehr klebriger Teig bildet, der in der Küchenmaschine zu einer Kugel wird.

Die klebrige Masse zu walnussgroßen Kugeln rollen.

Kakaopulver, Kokosraspel und Sesamsamen jeweils in eine Schüssel geben und die Kugeln darin wälzen, bis sie ganz umhüllt sind – du kannst sie in nur einer Zutat wälzen oder alle drei kombinieren; das sieht auch zauberhaft aus.

Die Kugeln auf einen Teller legen, mit Frischhaltefolie abdecken und über Nacht in den Kühlschrank stellen. Sie schmecken am besten, wenn sie Zeit hatten zu ziehen. Sie halten sich gekühlt bis zu einer Woche, aber hat man sie erst gekostet, sind sie im Nu aufgegessen!

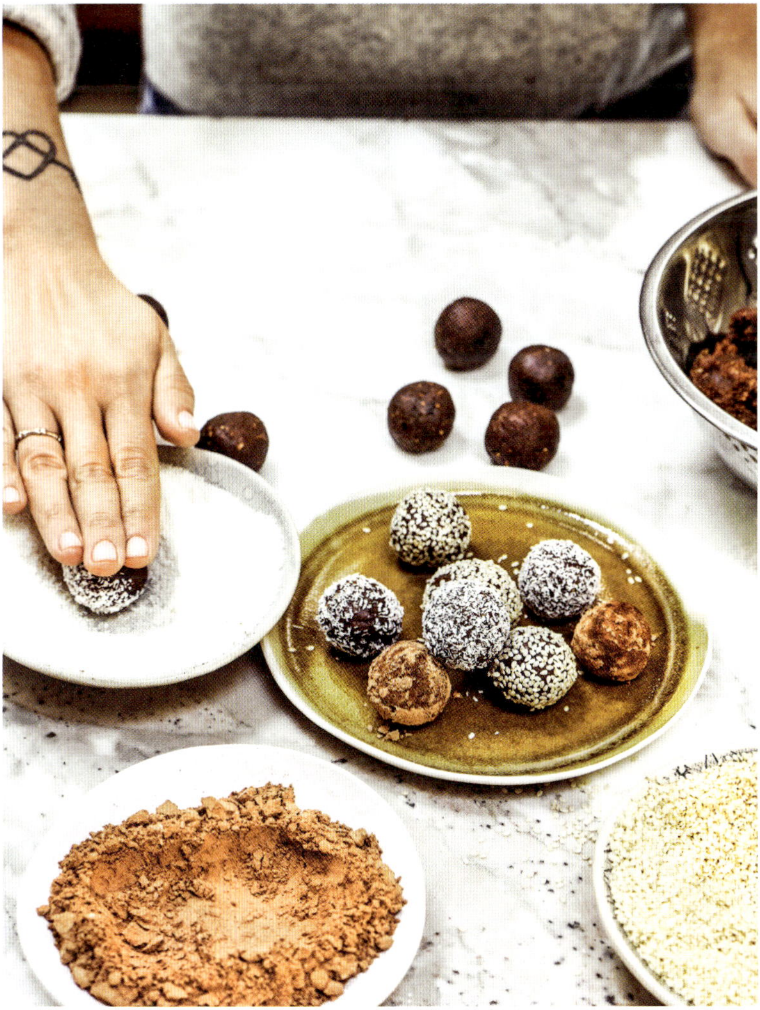

FRITTATA-MUFFINS AUS GRÜNKOHL, ROTEN ZWIEBELN UND KÜRBIS

Im Café bereiten wir diese Muffins gelegentlich mit Kirschtomaten, Feta und Spinat zu. Das Wunderbare an diesem Rezept ist, dass es sich so leicht abwandeln lässt.

Ergibt 8 Muffins

1 EL Olivenöl
2 kleine rote Zwiebeln, halbiert und in Streifen geschnitten
250 g Kürbis, geschält und gerieben (am schnellsten geht das in der Küchenmaschine)
150 g Grünkohlblätter, fein gehackt
schwarzer Pfeffer
1 Prise Chiliflocken (optional)
½ TL Salz
6 Eier
1 TL Backpulver

Du brauchst: Blech für 12 Muffins und 8 Papierförmchen

Den Ofen auf 190 °C vorheizen. Die Papierförmchen in das Muffinblech setzen.

Olivenöl in einen tiefen Topf geben und bei schwacher Hitze erwärmen. Die Zwiebelstreifen hineingeben und 10–15 Minuten garen, bis sie glasig, aber nicht gebräunt sind. Dabei gelegentlich umrühren.

Den geriebenen Kürbis zu den Zwiebeln geben und 5 Minuten mitgaren, dann den Grünkohl, eine Prise schwarzen Pfeffer, die Chiliflocken (sofern gewünscht) und die Hälfte vom Salz zufügen. Weitere 3–5 Minuten garen, bis das Gemüse weich ist, dann die Herdplatte ausschalten und die Mischung abkühlen lassen.

Die Eier mit dem Backpulver, einer Prise schwarzem Pfeffer und dem restlichen Salz zu einer hellen, luftigen Masse verquirlen.

Die abgekühlte Kürbis-Grünkohl-Mischung zu den Eiern geben, alles vorsichtig vermengen. Schnell rühren, wenn das Gemüse noch warm ist, damit die Eier nicht stocken.

Die Papierförmchen fast ganz füllen (etwas Platz lassen, damit die Muffins aufgehen können) und 20 Minuten im Ofen backen. Die Muffins sollten schön aufgegangen, fest und goldfarben sein.

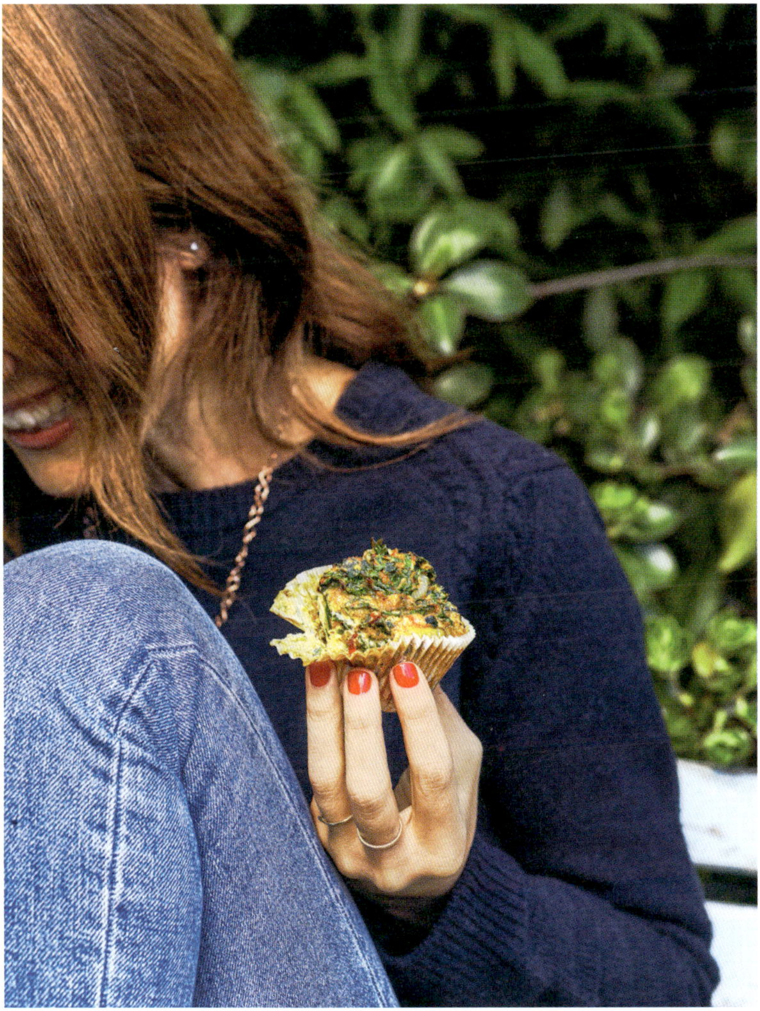

STRESSFREI REISEN

»Du willst fliegen? Du musst die ganze Scheiße loslassen, die dich nach unten zieht.« *Toni Morrison*

Wir nehmen an, dass du es geschafft hast, dich mit deinem täglichen Arbeitsweg zu arrangieren, falls du eine längere Strecke zurücklegen musst. Aber manch einer kommt nicht umhin, immer wieder weiter weg zu reisen, und das kann ziemlich anstrengend sein, ob man aus geschäftlichen Gründen unterwegs ist oder privat. Wir sind in unserem Leben viel gereist. Die folgenden Tipps haben wir zusammengestellt, um dir lange Reisen deutlich angenehmer zu machen.

IM FLUGZEUG

* Stell deine Uhr auf die Zeitzone deines Reiseziels ein, sobald du im Flugzeug sitzt. Fang möglichst gleich an, zu entsprechenden Zeiten zu essen und zu schlafen.
* Lass das industriell zubereitete Essen im Flugzeug aus und bring dir stattdessen selbst eine Mahlzeit mit (oder zwei). Das kann etwas so Einfaches wie Müsli mit Joghurt oder Vollkornreis mit gekochtem Gemüse sein. Beim Fliegen wird Nahrung schwer verdaut, bereite also etwas Gekochtes (nichts Rohes) mit einem Minimum an Salz vor. Wenn du vorher keine Zeit hast, etwas einzupacken, dann iss zuhause gut, bevor du aufbrichst, oder in einem Flughafenrestaurant.
* Nimm eine weiche Decke oder einen großen Schal mit, den du dir um den Kopf legen kannst, außerdem ein Nackenkissen, eine Augenmaske, Ohrstöpsel oder Kopfhörer mit Geräuschunterdrückung.

* Misch dir ein Spray aus ein paar Tropfen eines ätherischen Öls und Wasser. Gut schütteln! Nimm Rücksicht auf deine Sitznachbarn und benutz das Spray nur unter der Decke! Wir verwenden gern Weihrauch, Zitrone, Teebaum oder Lavendel (oder eine Mischung daraus) und sprühen es auf Sitze, Armlehnen und Decken. Alternativ kannst du es auf ein Papiertaschentuch geben und damit die glatten Flächen abwischen.

* Es ist nicht so gut, sich gleich einen Film anzusehen, sobald man im Flugzeug sitzt. Versuch erst, dich zu entspannen und eine Pause einzulegen, denn wahrscheinlich waren die Reisevorbereitungen und die Fahrt zum Flughafen recht stressig. Es ist besser, wenn du erst einmal in deinem natürlichen Rhythmus ruhst oder schläfst und dir anschließend etwas anschaust, wenn du wieder wach bist.

* Trink ganz viel Wasser.

* Streck dich. Steh auf, geh zum Toilettenbereich und bewege jedes einzelne Körperteil:

  Heb dich 15-mal auf die Zehenspitzen.

  Kreise mit den Fußknöcheln fünfmal in jede Richtung.

  Dehne deine Oberschenkel, indem du das Knie nach hinten beugst, deinen Fuß umfasst und ihn sanft in Richtung Po ziehst.

  Lass erst das eine, dann das andere Bein mehrmals zur Seite schwingen.

  Kreise mit dem Kopf dreimal in beide Richtungen.

  Lass deine Schultern dreimal vor und zurück kreisen.

  Beuge erst deinen Kopf und rolle dann deine Wirbelsäule Stück für Stück langsam nach unten. Lass die Knie gebeugt, bis deine Hände den Boden berühren. Dann richtest du dich Wirbel für Wirbel wieder auf. Mach das dreimal.

WIE DU DICH UNTERWEGS AM BESTEN ERNÄHRST

Sei realistisch. Reisen ist stressig und ganz sicher keine geeignete Zeitspanne, um strenge Ernährungsregeln zu befolgen oder etwa nur biologisch-organisch zu essen oder gar nicht. Wenn du supermüde bist und dringend Zucker brauchst, gönn ihn dir – aber vielleicht nimmst du lieber eine Schokolade mit, die dir wirklich schmeckt, statt dich mit dem abfinden zu müssen, was es im Flughafen zu kaufen gibt.

Wir packen für Flugreisen gerne Folgendes ein:

* Nüsse und Kerne geben gute Energie.
* Apfel- oder Karottenstücke sind auf einem langen Flug erfrischend.
* Bananen (sie sind leicht verdaulich und helfen dir mit Magnesium und Tryptophan beim Einschlafen).
* Misosuppe in Beuteln – bitte die Flugbegleiterin, dir etwas heißes Wasser zu bringen, um sie anzurühren.
* Kräuterteebeutel – insbesondere Kamille für guten Schlaf und Pfefferminze für die Verdauung.
* Selbstgemachte Frittatas oder Muffins sind ein optimaler Reiseproviant (siehe Seite 236). Man braucht dafür kein Besteck und es besteht keine Gefahr, dass in der Tasche etwas ausläuft.

WENN DU ANGEKOMMEN BIST

* Auch wenn du während des Flugs viel Wasser getrunken hast – man dehydriert auf Reisen schnell. Trink also viel, nachdem du angekommen bist.

* Dusche heiß oder nimm ein Bad mit Bittersalz (nimm dir für den ersten Abend auf Reisen eine Portion in einem Reißverschlussbeutel mit), sobald du zuhause oder im Hotel angekommen bist. Bring während der Haarwäsche deinen Kreislauf mit einer Kopfhautmassage in Schwung und rubbel deinen Körper mit einem Waschlappen ab.

* Dehn dich nach einem Flug sanft in der Haltung des herabschauenden Hundes (siehe Seite 222). Oder leg dich aufs Bett und lehn deine Beine senkrecht gegen die Wand. Bleibe fünf bis zehn Minuten in dieser Haltung.

* Packe deine Sachen möglichst schnell aus, statt aus dem Koffer zu leben, wenn du auf Reisen bist. Du fühlst dich dann besser geerdet und verwurzelt.

* Wenn du erfrischt bist, geh spazieren, um frische Luft zu schnappen. Ist es Tag, hilft dir das auch, dich an die neue Zeitzone anzupassen.

* Stimme deinen Rhythmus möglichst gut auf die neue Zeitzone ab. Aber wenn du wirklich müde bist, ist es in Ordnung, früh zu Bett zu gehen oder zwischendurch ein kleines Schläfchen zu machen.

BEREITE DICH EMOTIONAL AUF DEINE REISE VOR

Du denkst vielleicht, dass du es einfach nicht schaffen kannst, dich auch gefühlsmäßig auf deine Reise vorzubereiten – du musst ja noch all die praktischen Dinge erledigen. Aber wenn du Zeit hast, dir wegen der Reisepläne Stress zu machen, hast du auch Zeit, dich emotional und energetisch vorzubereiten.

* Beschäftige dich ein paar Wochen vor der Abreise mit all den ToDos, die noch anstehen, um dich gedanklich vor der Abreise zu entlasten. Schreib eine Liste für die Arbeit und eine für zuhause.

* Sei gut organisiert und kümmere dich rechtzeitig, bevor es losgeht, um dein Gepäck. Lass deinen Koffer offen auf dem Boden stehen und packe nach und nach in der Woche vor der Abreise, was du brauchst. Erledige nicht alles in der letzten Minute, das bringt nur Stress.

* Geh am Abend vor dem Abflug früh ins Bett, statt dir vorzunehmen, unterwegs zu schlafen. Du wirst dich viel besser fühlen, wenn du deinen normalen Schlaf bekommen hast.

* Manchmal lohnt es sich, etwas mehr für einen Flug auszugeben, der zu einer normalen Tageszeit stattfindet, damit man nicht zu nachtschlafender Stunde unterwegs sein muss.

WENN UNTERWEGS ETWAS SCHIEFGEHT

Dein Flug wurde storniert, dein Zug hat Verspätung oder das Hotel findet deine Reservierung nicht. Nicht immer fällt es einem leicht, auf Reisen mit unerwarteten Ereignissen fertig zu werden, insbesondere wenn man müde und in einer fremden Umgebung ist. Du kannst nicht alles kontrollieren, was um dich herum geschieht – niemand kann das –, aber du hast Einfluss darauf, wie du reagierst.

Denk zuerst daran, dass sich niemand vorgenommen hatte, dir den Tag zu ruinieren. Alle haben ihr Bestes gegeben, auch wenn du im Augenblick nicht diesen Eindruck hast. Atme tief ein und aus, lächle und sei freundlich zu den Menschen, mit denen du zu tun hast – und hoffentlich reagieren sie ebenso freundlich.

Nadia: *»Ich machte einen Kurzurlaub in Italien und hatte meinen Koffer sorgfältig mit allem gepackt, was ich brauchte. Und rate, was passierte … die Fluglinie verlor ihn. Normalerweise bleibe ich in solchen Situationen nicht ruhig, ich werde wirklich sauer. Aber an jenem Tag entschied ich, nicht so zu reagieren. Als ich in meinem Hotel ankam, schien die Sonne. Ich aß wunderbare Pasta. Ich lieh mir eine Bluse und das Hotel wusch mir die Kleider. Und ich bin sehr stolz darauf, dass ich das, worin ich besser sein wollte, gelernt und angewendet hatte: ruhig bleiben; sehen, dass sich nicht alles um mich dreht; loslassen, was außerhalb meiner Kontrolle liegt. Und wie sich herausstellte, brauchte ich all die Sachen, die ich eingepackt hatte, gar nicht. Nicht ein Teil!«*

DER SCHÖNSTE ORT: ZUHAUSE

»Liebe beginnt zuhause.« *Mutter Teresa*

Dein Zuhause sollte dein Heiligtum sein, der Ort, an dem du dich ausruhen und neue Kraft schöpfen kannst. Es zu betreten sollte dir Entspannung und Ruhe schenken. Findest du in deinem Zuhause dieses Gefühl? Oder siehst du nur den Berg Bügelwäsche und die schmutzigen Geschirrstapel neben der Spüle?

Stell dir vor, wie du dein Zuhause für einen besonderen Gast herrichten würdest: mit Kerzen, Musik, Feuer im Kamin, blitzblanken Flächen und aufgeschüttelten Sofakissen. Für andere richten wir immer alles schön her, aber für uns selbst machen wir das nur selten oder gar nicht.

Überlege dir, was dir besonders gefällt, wenn du woanders oder in einem Hotel zu Gast bist. Frische Blumen? Saubere Bettwäsche? Eine angenehme Duftkerze? Möchtest du dir vielleicht das eine oder andere davon auch zuhause gönnen?

Du verdienst ein schönes Zuhause, in dem du von deinen Lieblingsdingen umgeben bist. Das muss nichts Teures oder Ausgefallenes sein, es reicht aus, wenn du sie einfach magst. Wir zum Beispiel bringen Kleinigkeiten von unseren Reisen mit. Sie erinnern uns an Zeiten, die wir zusammen mit Freunden und Verwandten verbracht haben. Und wenn du etwas für »ganz besondere Momente« aufbewahrst – Teller, Kleider oder Blumenvasen –, dann hole es heraus und benutze es jetzt.

Dein Zuhause spiegelt deine Identität wider. Es erzählt, wie du dich fühlen möchtest. Gestalte diese Geschichte so, dass sie für dich bequem, ruhig und schön ist.

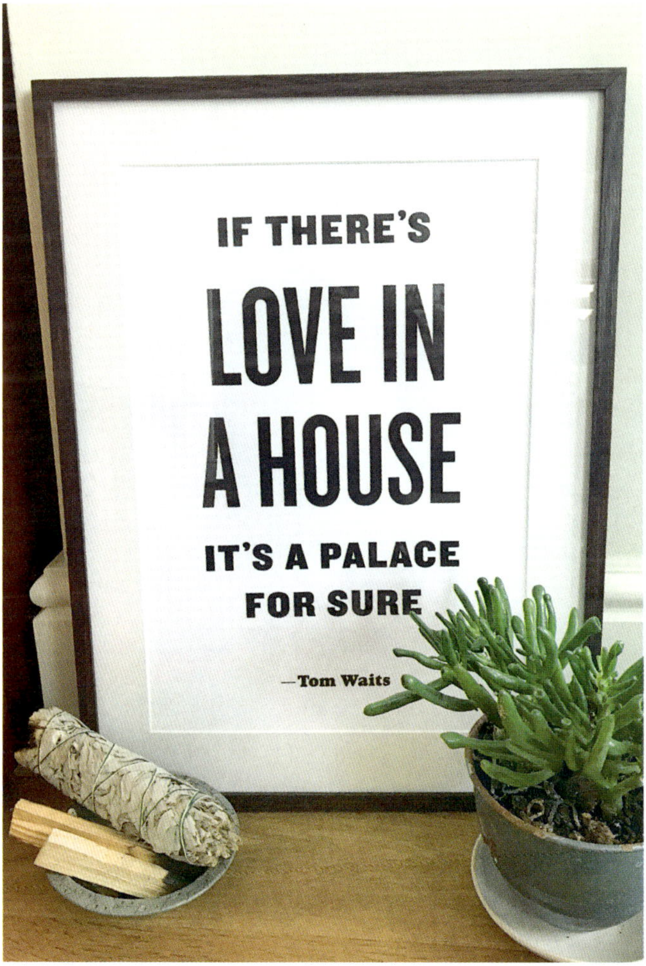
IF THERE'S
LOVE IN
A HOUSE
IT'S A PALACE
FOR SURE
—Tom Waits

ERSCHAFFE DIR DEIN HEILIGTUM

Selbst ein paar kleine Veränderungen an deinem Zuhause können dein Wohlbefinden erheblich steigern.

* Wenn du abends nach Hause kommst, schalte dein Energielevel vom Tag auf Entspannung, vom Draußen- in den Drinnenmodus. Zieh deine Schuhe aus, wenn du dein Zuhause betrittst, und zieh dich um. Und zwar komplett, auch die Unterwäsche. Wir haben eine spezielle Schublade für Kleidung, die wir im Haus tragen: Darin finden sich Schlafanzüge, Sweatshirts, gemütliche Hosen und weiche Socken.

* Hast du Zeit dafür, dusche oder bade nach dem Heimkommen. Wasch dir zumindest die Hände, um dich vom Tag zu reinigen. Bring das Draußen nicht mit hinein.

* Füll dein Zuhause mit Pflanzen und frischen Blumen, wenn du kannst. Gehen bei dir alle Pflanzen ein, probiere es mit pflegeleichten Sukkulenten.

* Kristalle sind wunderschön und sollen positive Energie schenken. Ein Amethyst im Wohnzimmer wehrt Negativität ab, ein Quarz auf dem Schreibtisch sorgt für Klarheit und Fokus, ein Rosenquarz im Schlafzimmer für Liebe und Mitgefühl.

* Auch wenn du zur Miete wohnst, richte dein Heim gemütlich ein und mach es zu deinem. Bitte um Erlaubnis, die Wände streichen zu dürfen, und hänge deine Bilder auf. Kauf neue Handtücher und Bettwäsche. Auch wenn du nur wenig Zeit dort verbringst, ist es dennoch dein Heiligtum, in das du jeden Tag zurückkehrst.

* Stell einen Diffuser oder eine Duftlampe auf. Verwende morgens anregende Öle, beispielsweise Zitrone, Pfefferminze, Zitronengras, Basilikum und Eukalyptus. Am Abend wechselst du zu beruhigenden Ölen wie Lavendel, Ylang-Ylang, Bergamotte und Vetiver.

* Verbrenne Salbei, um die Energie bei dir zuhause zu klären. Für dieses traditionelle Ritual der amerikanischen Ureinwohner wird ein Stab aus getrocknetem weißem Salbei (kein normaler Küchensalbei) verwendet. Diese Stäbe sind online oder in Bioläden erhältlich. Wenn jemand bei dir zuhause geweint oder sich ein Drama abgespielt hat, räucherst du mit Salbei und stellst dir vor, wie sich die negative Energie auflöst. Zünde ein Ende des Salbeistabs an und lösche die Flamme durch Schwenken, sodass Rauch entsteht. Geh mit dem Salbeistock durchs ganze Haus oder bleibe an einer Stelle und lass dich vom Rauch umhüllen. Salbei hilft auch, wenn du dich unwohl fühlst. Öffne die Fenster und halte dich von Rauchmeldern fern!

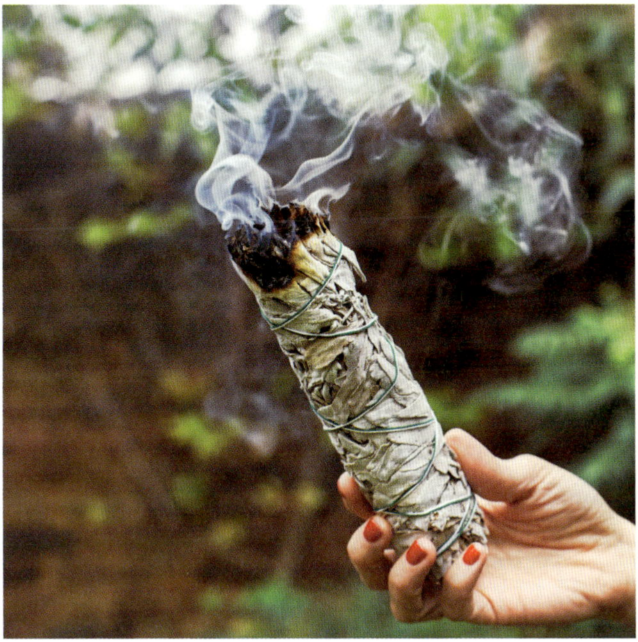

FENG-SHUI FÜR ANFÄNGER

Wir sind in Hongkong aufgewachsen und waren daran gewöhnt, dass der Feng-Shui-Mann zu uns kam. Er sorgte dafür, dass alles in unserem Zuhause dort war, wo es hingehörte, und dass bestimmte Wände und Türen in der richtigen Farbe gestrichen wurden. Jeder in Hongkong wendet Feng-Shui an, wenn er umzieht, ein Unternehmen gründet oder sein Leben auf irgendeine andere Weise verändert.

Feng-Shui mag einem vielleicht etwas seltsam vorkommen, aber es geht ganz einfach darum, gute Energie und einen Energiefluss in Räumen zu erzeugen. Wie bei allem gilt: erst einmal ausprobieren, bevor man es ablehnt! Im schlimmsten Fall wird es bei dir zuhause etwas ordentlicher.

Es folgen einige Grundprinzipien, nach denen du dich richten kannst:

* Alles sollte seinen festen Platz haben. Organisiere dein Zuhause so, dass es mit wenigen Handgriffen und nach dem Abwischen von Oberflächen und Tischen vorzeigbar ist.

* Prüfe, was du hast, und gib weg, was du nicht brauchst.

* Ist dein Zuhause sauber und ordentlich, ist auch dein Geist klar. Wenn du etwas Neues kaufst, gib etwas Altes weg.

* In den meisten Wohnungen gibt es einen Schrank oder eine Schublade, in die man alles hineinstopft. Wenn du eine halbe Stunde Zeit hast, schaffe hier Ordnung. Gib weg, was du weggeben kannst, und räum alles andere auf.

* Sortiere alle zerbrochenen oder angeschlagenen Tassen oder Teller aus. Im Feng-Shui stehen sie für Risse oder Probleme im Leben.

* Stell keinen Spiegel gegenüber von deinem Bett auf. Beim Schlafen sollten deine Beine nicht zur Tür und dein Kopf nicht zum Fenster zeigen.
* Schau deine Kleider durch und gib alles weg, was du nicht mehr trägst. Wenn du etwas behalten willst, das du in den nächsten Monaten nicht trägst, bewahre es woanders auf als in deinem Kleiderschrank.
* Erledige auch die Arbeiten, die du verabscheust: Ablage, Steuererklärung usw. Sie beanspruchen viel Platz in deinem Kopf, wenn du weißt, dass sie anstehen. Lass dir dabei helfen, dann fällt es dir leichter.

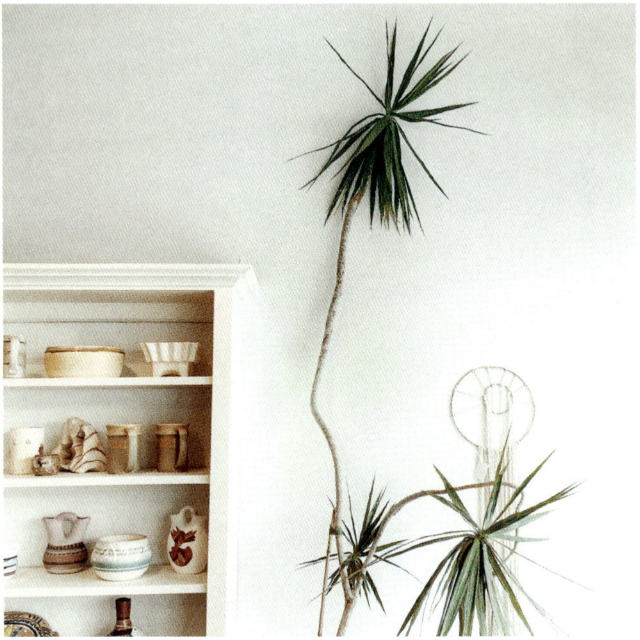

DER KURZE WEG ZUR ENTSPANNUNG

Wenn du regelmäßig eine Duftkerze anzündest oder einen Diffuser für ätherische Öle benutzt, um dich zuhause glücklich und gelöst zu fühlen, wird dein Gehirn eine Verbindung zwischen dem Duft und diesem Zustand herstellen. Fühlst du dich dann einmal erschöpft, kannst du einfach die Kerze anzünden oder das Öl verdampfen und den Duft als Abkürzung nehmen, um dich schnell zu entspannen:

* Achte bei Duftkerzen darauf, dass sie aus Naturwachs bestehen, und bei ätherischen Ölen darauf, dass sie kein Parfüm enthalten.

* Verwende einen Aromadiffuser und ätherische Öle. Der Vorteil besteht darin, dass du nicht nur den reinen Duft genießen kannst, sondern dass die Öle auch deine Stimmung und dein Wohlbefinden beeinflussen. Es gibt allgemeine Aussagen über ihre Wirkung, aber letztendlich wirken sie auf jeden anders. Es lohnt sich also auszuprobieren, was für dich persönlich funktioniert. Kauf nur natürliche Öle ohne Parfüm.

* Frische Blumen und Grünpflanzen sehen schön aus und duften herrlich. Im Winter, wenn es schwieriger ist, frische Blumen zu bekommen, sorgen bei uns abgeschnittene Eukalyptusblätter in der Vase für einen herrlichen Duft.

* Träufle ein paar Tropfen ätherisches Öl in das Putzwasser für Böden und alle anderen Oberflächen, etwa Basilikum, Zitrone oder Orange. Gib auch zu deinem Waschpulver oder zu deiner Wäsche im Trockner ein paar Tropfen Öl hinzu.

* Leg dir frische Kräuter zu, wenn du Platz hast: Minze und Basilikum duften auf einer sonnigen Fensterbank herrlich.

* Back einen Kuchen und koch frischen Kaffee. Wenn Gäste kommen, gibt es nichts Besseres als den Duft von frisch gebackenem Kuchen, um ihnen das Gefühl zu geben, willkommen und umsorgt zu sein.

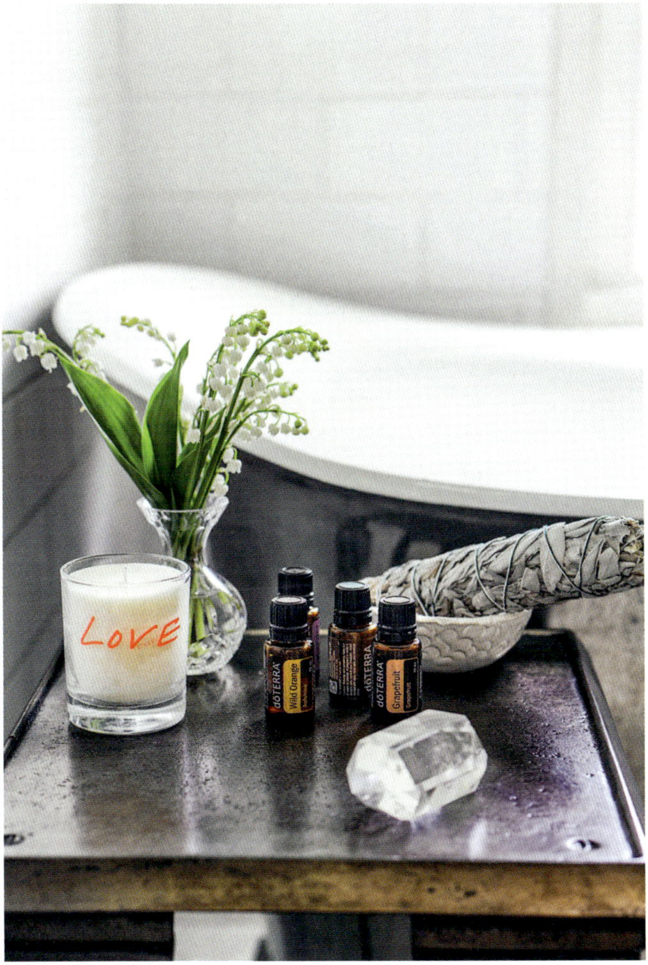
LOVE
dōTERRA
Wild Orange
dōTERRA
Grapefruit

GUTER SCHLAF

»Vergib dir jeden Abend und setze dich jeden Morgen von Neuem ein.« *Anonym*

Wir alle wissen, dass es einen Unterschied macht, ob man erfrischt und voll neuer Energie aufwacht oder ob man sich matt fühlt und die Schlummertaste betätigt. Schlaf ist ein hervorragender Heiler für das ganze menschliche System. Manchmal verflüchtigt sich auch ein Problem oder ein Gefühl, mit dem man zu kämpfen hat, einfach durch guten Schlaf.

Ja, wir werden dir sagen, dass du früher zu Bett gehen sollst. Nicht jeden Abend, aber vielleicht schaffst du es mehrmals pro Woche? Viele Menschen wollen nicht zeitig schlafen, weil sie glauben, dass sich das wie eine Strafe anfühlt, oder meinen, etwas zu verpassen. Wenn es dir so geht, versprechen wir dir, dass es sich lohnt, diese Einstellung zu ändern und frühes Schlafengehen als eine Belohnung zu betrachten. Lässt du deine Nacht spät beginnen, schläfst du nicht nur weniger, sondern auch weniger tief.

Schlaf ist eines der wichtigsten Elemente von Self-Care, vor allem wenn du gerade eine große Krise durchlebst, zum Beispiel wegen eines schlimmen Verlusts oder einer Trennung, wegen einer Depression oder Ängsten. Vielleicht willst du ja gerne schlafen, kannst aber nicht?

Wir wissen, dass du schon oft etwas über Schlafstrategien gehört hast. Manche sind sehr einfach, aber häufig stellen wir fest, dass die Menschen nicht bereit sind, das Erforderliche zu tun! Manchmal liegt der Grund auch darin, dass die Lösung, die man braucht, nicht sofort umsetzbar ist.

Wenn du einen Samen in einen Topf oder in den Garten pflanzt, wirst du ihn nicht nach einer Weile ausgraben, um zu sehen, ob er schon begonnen hat zu wachsen. Du vertraust dem Prozess und am Ende werden die guten Dinge wachsen. Wir schlagen dir vor, einige dieser Veränderungen zu probieren und abzuwarten, was passiert.

Gute Nacht!

EINE GUTE NACHT BEGINNT MIT EINEM GUTEN TAG

* Geh jeden Tag hinaus ins Tageslicht, am besten früh am Morgen, um dich aufzuwecken. Noch besser ist das, wenn die Sonne scheint. Das natürliche Licht wird die innere Uhr deines Körpers unterstützen.
* Mach dein Bett am Morgen, damit es einladend wirkt und du dich gerne hinlegst, wenn du bereit bist zu schlafen.
* Trink nach dem Mittagessen kein Koffein mehr. Probier das eine Woche lang aus und beobachte, wie sich das auswirkt.

DIE ABENDGESTALTUNG

* Nimm ein Bad oder dusche, wenn du von der Arbeit heimgekommen bist oder nachdem du gegessen hast. Zieh dir dann deine Nachtwäsche an. Damit erhält dein Körper die Botschaft, dass es Zeit ist, sich zu entspannen.

* Beende dein Abendessen mindestens zwei Stunden, bevor du zu Bett gehst. Andernfalls ist dein Körper noch mit dem Verdauen beschäftigt, wenn er doch schon schlafen soll.

* Trink keinen Alkohol. Damit meinen wir nicht, dass du ihn komplett aus deinem Leben verbannen solltest. Doch da er deinen Schlaf stört, ist es eine gute Idee, an mehreren Abenden pro Woche darauf zu verzichten.

* Höre drei Stunden vor dem Zubettgehen auf, E-Mails zu schreiben (insbesondere berufliche) und in den sozialen Medien unterwegs zu sein. Wenn dir noch etwas einfällt, das du nicht vergessen darfst, schreib es auf (mit einem Stift, leg das Handy weg!) und nimm es morgen in Angriff.

* Fahr die Lichtzufuhr nach 21.00 Uhr herunter, wo auch immer du bist.

* Bereite alles für den nächsten Tag vor – pack deine Tasche, leg dir deine Kleider zurecht. Mach dir den Morgen leichter.

* Du kannst sogar dein Frühstück schon am Abend vorher zubereiten. Wir lieben die über Nacht eingeweichten Haferflocken mit Rose und Chiasamen (siehe Seite 146).

ES IST SCHLAFENSZEIT

* Führe dein eigenes Gute-Nacht-Ritual durch, bevor zu du Bett gehst, gönn dir etwas Gutes. Schalte deine Bettlampe an, räum deine Kleider ordentlich weg und verwende eventuell einen Diffuser mit beruhigendem Öl wie Lavendel, Kamille oder Majoran.

* In einem kühlen Zimmer (maximal 18 °C) schläft es sich am besten. Öffne ein Fenster, um frische Luft hineinzulassen. Wenn es in deinem Schlafzimmer laut ist oder du neben jemandem schläfst, der schnarcht, finde heraus, ob Ohrstöpsel dir helfen.

* Je dunkler es im Raum ist, desto besser. Ziehe die Vorhänge zu und schalte alle Lichtquellen aus. Wenn du das Zimmer nicht vollständig abdunkeln kannst, setze eine Augenmaske auf.

* Bring alle elektronischen Geräte in ein anderes Zimmer. Das blaue Licht deines Handys oder iPads stört die Produktion des Schlafhormons Melatonin. Lass dich morgens nicht von deinem Handy wecken, sondern schaffe dir einen altmodischen Wecker an.

WAS DIR ZU GUTEM SCHLAF VERHILFT

* Investiere in die weichste Bettwäsche, die du dir leisten kannst, und leg dir den bequemsten Schlafanzug zu (oder schlafe nackt, was auch immer für dich am angenehmsten ist!). Geh mit Freude in dein Bett, statt den Schlaf als lästige Pflicht anzusehen.

* Magnesium ist als Mineral bekannt, das den Schlaf fördert, denn es trägt zur Muskelentspannung bei. Du kannst es dir als Nahrungsergänzungsmittel zuführen, Öle oder Cremes mit Magnesiumzusatz verwenden oder ein Bad mit magnesiumreichem Bittersalz als Zusatz nehmen.

* Kamillentee ist eine legendäre Einschlafhilfe. Trinke eine Tasse davon, bevor du schlafen gehst. Die stärkste Wirkung hat ein Tee aus ganzen Blüten, den gibt es auch als Teebeutel.

* Mische dir dein eigenes Entspannungsspray für dein Kopfkissen. Gib zehn bis 15 Tropfen Lavendelöl in eine kleine Sprühflasche mit Wasser und schüttle die Mischung gründlich. Oder gib einfach ein bis zwei Tropfen Öl auf deine Hände, reibe sie aneinander und streiche damit über dein Kissen oder deine Bettwäsche.

* Vermeide anstrengendes Training spät am Abend, da es für einen Adrenalinschub sorgt. Beruhigendes Yoga mit viel Tiefenatmung ist hingegen wohltuend.

* Probiere Yoga Nidra (siehe Seite 157), was übersetzt »yogischer Schlaf« bedeutet. Es gibt viele Yoga-Nidra-Apps mit geführten Meditationen, die dir zu einer tiefen Entspannung des ganzen Körpers, des Geistes und der Seele verhelfen. Es kann etwas dauern, bis du eine Meditation findest, die dir zusagt, aber die Suche lohnt sich.

- Hilfreich für deinen ganzen Körper ist auch die Übung Anspannung und Entspannung. Leg dich im Bett auf den Rücken, streck deine Beine aus, balle deine Hände zu Fäusten, spann die Muskeln im Gesicht und in deinem ganzen Körper fest an. Erzeuge in deinem Körper maximale Anspannung. Dann lass alles los und deinen Körper in die Matzratze einsinken. Mach das dreimal.

- Geh möglichst nicht schlafen, solange eine Streitigkeit nicht beigelegt wurde – auch wenn das bedeutet, dass du nachgeben musst. Glaub uns, du schläfst besser, wenn du dich entschuldigt hast als wenn du glaubst, im Recht zu sein.

- Wenn du dauerhaft Schlafprobleme hast, führe ein Schlaftagebuch. Schreib eine Woche lang auf, wann du welchen Sport machst, was du isst, wann du Koffein und Alkohol trinkst, wie du dich fühlst, wann es Streitigkeiten gibt oder Ängste auftreten, wann du einen spannenden oder brutalen Film oder eine Serie auf deinem Computer im Bett anschaust. Dann schau zurück und überlege, wie sich diese Dinge auf deinen Schlaf ausgewirkt haben.

> Katia: *»Wenn ich nicht um 23.00 Uhr im Bett liege, fühle ich mich am nächsten Tag, als wäre ich von einem Lastwagen überfahren worden, egal ob ich Alkohol getrunken habe oder nicht. Ich weiß, dass es mir gut geht, wenn ich um 22.30 Uhr schlafen gehe. Nicht immer – lange auszugehen ist natürlich auch ab und zu schön –, aber meistens.«*

WENN DU WIRKLICH NICHT SCHLAFEN KANNST

Es wird immer mal Nächte geben, in denen du einfach nicht schlafen kannst. Vielleicht kannst du nicht loslassen oder du wachst mitten in der Nacht auf und deine Gedanken kreisen wie wild. Mach dich dann nicht verrückt, weil du nicht schläfst, denn das kann sich zu einem Teufelskreis entwickeln, in dem du dich wach hältst, weil du dich darüber ärgerst, dass du wach bist.

Am besten schenkst du deinen Gedanken dann nicht zu viel Aufmerksamkeit. In der Nacht bist du verletzlich und emotional und wirst vielleicht von Angst, Schuld oder Panik geplagt. Probiere aus, ob es dir hilft, deine Sorgen in ein Notizbuch zu schreiben und dir zu sagen, dass du dich ihrer morgen annimmst. Oft sehen die Probleme am nächsten Morgen viel kleiner und unbedeutender aus.

Teste auch aus, wie es ist, wenn du aufstehst und das Schlafzimmer für eine Weile verlässt. Akzeptiere, dass du wach bist. Lies ein Buch oder koche dir einen Kamillentee. Dies ist nicht die richtige Zeit, um ins Internet zu gehen (und auch nicht, um Mittel gegen Schlaflosigkeit zu googeln). Lenk dich von panischen Gedanken wie »Ich muss jetzt unbedingt schlafen!« ab, dann wirst du vielleicht von ganz allein müde.

Du solltest jedoch wissen, dass Langzeitschlaflosigkeit ein Hinweis auf ein größeres Problem sein kann, etwa eine Depression. Leidest du länger als ein paar Wochen an Schlafstörungen, ist es vielleicht Zeit für dich, deinen Arzt oder Therapeuten aufzusuchen.

Wenn wir nicht schlafen können, machen wir eine Körperreise (ab Seite 260). Auch wenn du nicht sofort danach einschläfst, wirst du dich ruhig und entspannt fühlen.

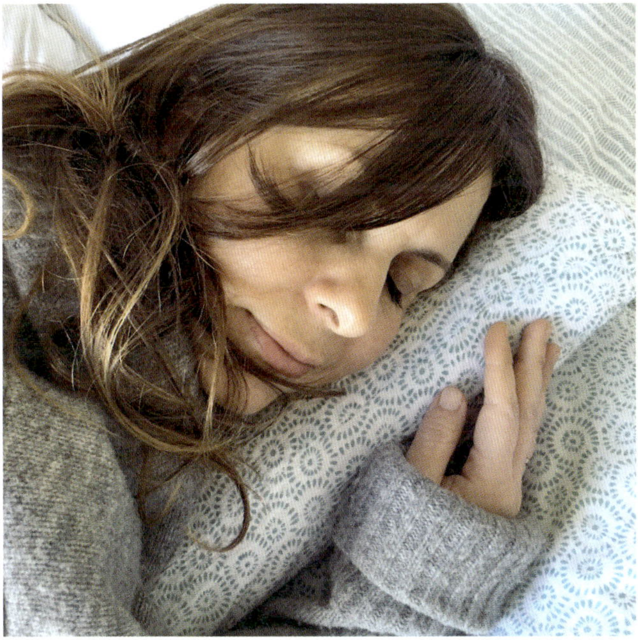

KÖRPERREISE

Leg dich in deinem Bett auf den Rücken. Deine Beine sind gestreckt und locker geöffnet, die Arme liegen lang neben dem Körper, die Handflächen zeigen nach oben. Wenn sich das für deinen unteren Rücken nicht gut anfühlt, leg ein Kissen, eine Nackenrolle oder eine aufgerollte Decke unter die Knie. Wenn du möchtest, setzt du eine Augenmaske auf, damit es dir dunkel genug ist.

Halt dich gut warm. Wenn du dich entspannst, könnte dir kalt werden.

Atme tief ein und mit einem tiefen Seufzer durch den Mund aus. Wiederhole das dreimal. Fühl, wie sich dein Körper ins Bett hinein entspannt.

Richte deine Aufmerksamkeit auf deine Füße und sag still zu dir selbst:

Ich entspanne meine Füße. Meine Füße sind entspannt.

Dann wandere in Gedanken aufwärts durch deinen ganzen Körper:

Ich entspanne meine Beine. Meine Beine sind schwer und entspannt.

Ich entspanne meine Hände. Meine Hände sind entspannt.

Ich entspanne meine Arme. Meine Arme sind schwer und entspannt.

Ich entspanne meine Pobacken. Meine Pobacken sind entspannt.

Mein Bauch wird weich und entspannt. Ich atme ein und mein Bauch hebt sich von allein. Ich atme aus und mein Bauch wird weich.

Ich entspanne alle Muskel, die meine Wirbelsäule stützen. Alle Muskeln in meinem unteren, mittleren und oberen Rücken sind entspannt.

Ich lasse alle Anspannung in Nacken und Schultern los. Mein Nacken und meine Schultern sind entspannt und fühlen sich locker an.

Ich entspanne meinen Kopf. Mein Kopf ist schwer und entspannt.

Ich lasse meine Lippen weich werden. Ich schaffe Raum zwischen meinen Zähnen. Meine Kiefer werden weich und entspannt.

Ich entspanne meine Augen, meine Augenlider sind schwer. Ich entspanne meine Augen.

Mein Gehirn entspannt sich.

Mein ganzer Körper fühlt sich entspannt an, und mit jedem Ausatmen sinke ich tiefer in mein Bett.

Danke nun deinem Körper für all die Aufgaben, die er jeden Tag für dich ausführt.

Atme tief ein, dann atme mit einem tiefen Seufzer durch den Mund aus.

Wiederhole dies so oft, wie du möchtest.

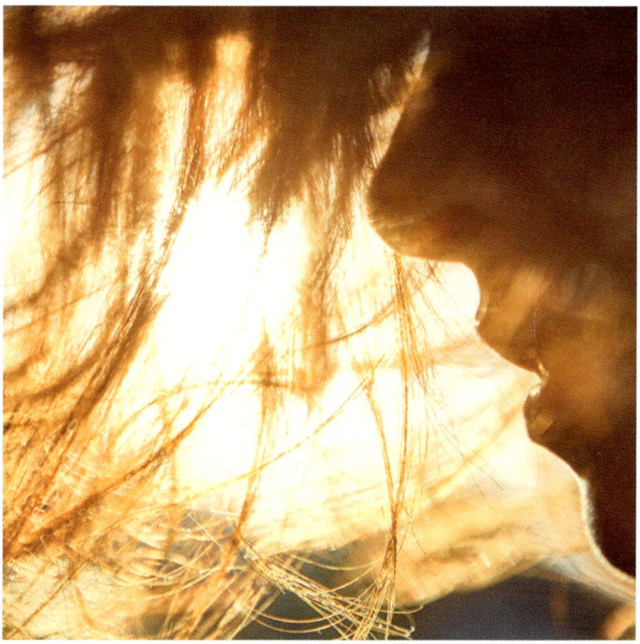

WIE DU DEIN LICHT ERSTRAHLEN LÄSST

* Horche in dich hinein. Nimm wahr, wie du dich fühlst. Mach dies jeden Tag, möglichst mehrmals.
* Frag dich, wie sich Licht und Leichtigkeit für dich anfühlen.
* Wann fühlst du, dass du dich nicht in dein Licht einstimmen kannst?
* Frag dich, wie sich Licht und Leichtigkeit genau jetzt, in diesem Moment, für dich anfühlen würden.
* Was könntest du genau jetzt, in diesem Moment, tun, um dein Licht für dich und andere heller erstrahlen zu lassen?
* Tu etwas, heute und jeden Tag, das dir erlaubt zu strahlen.

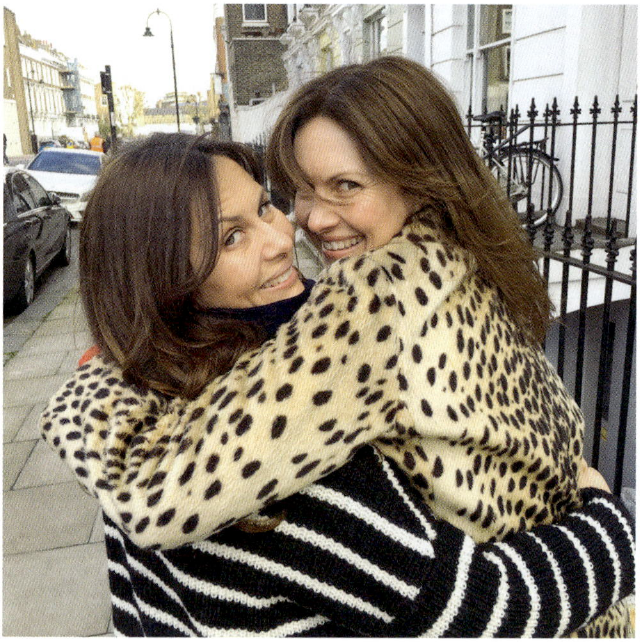

Hier enden unserer Ratschläge zu Self-Care, aber wir hoffen, dass dies für dich der Beginn deiner Reise ist.

Denk immer daran, dass Self-Care kein endgültiges Ziel hat – es gibt kein perfektes Selbst, das du irgendwann bist. Stell dir stattdessen einen ständig fortschreitenden Prozess vor, in dem du dich der besten Version deiner Selbst annäherst, egal wo du gerade stehst.

Wenn wir dir noch eine letzte Botschaft zukommen lassen möchten, ist es diese: LIEBE, HOFFNUNG, FRIEDEN, FREUDE, LICHT wirst du nicht irgendwo da draußen finden. Sie sind bereits in dir. Self-Care hilft dir, sie zu entdecken.

ÜBER DIE AUTORINNEN

Nadia: *Ich hatte als Jugendliche zuhause Probleme und zog aus, sobald ich konnte, mit nicht einmal 16 Jahren. Zum Glück hatte ich einen Job als Model, mit dem ich mir meinen Lebensunterhalt verdienen und durch die Welt reisen konnte. Wenn ich mir die Teenager-Kinder meiner Freunde heute ansehe, kann ich nicht glauben, dass ich so jung schon auf mich selbst gestellt war.*

Obwohl Katia und ich zuhause gelernt hatten, wie wichtig gesunde Ernährung und Sport sind, hatte mir niemand beigebracht, mit meinen Emotionen umzugehen. Das, kombiniert mit meiner frühen Unabhängigkeit, bedeutete, dass ich immer außerhalb, bei anderen, emotionale Stabilität suchte, statt zu lernen, sie in mir selbst zu finden.

Als ich mit 18 zum ersten Mal zum Yoga ging, hatte ich das Gefühl, nach Hause zu kommen. Durch Yoga fühlte ich mich weich, sicher und geborgen und lernte eine ganz neue Art des Seins kennen. Nun unterrichte ich es seit 20 Jahren, übe es immer noch konstant und lerne dabei stets weiter. Yoga brachte mich zur Meditation, was meinen Geist beruhigte. »Meditiere einfach und du wirst ruhig«, das klingt zwar abgedroschen, aber Meditation trainiert den Geist. Und mein Geist neigt sehr zu Flatterhaftigkeit. Eine Technik zu finden, die ihn beruhigte, war, wie einen neuen Weg im Leben zu entdecken.

Nichts davon geschah plötzlich. Es brauchte Zeit und viele verschiedene Praktiken, Bücher und Lehren, die mir meine Kanten abschliffen, mein Herz öffneten, dafür sorgten, dass ich mich um mich selbst kümmerte, sodass ich mich akzeptierte und nicht mehr reparierte.

Ich hoffe, du findest diesen Weg auch für dich.

@nadianarain

Katia: *Wie Nadia zog ich früh von zuhause aus und reiste viel. In meinen Zwanzigern schien ich von außen betrachtet vielleicht eine tolle Zeit zu haben, weil ich die Welt entdeckte, aber innerlich fühlte ich mich unsicher. Es fiel mir schwer, mich schön zu fühlen oder zu denken, ich sei es wert, etwas für mich zu tun. Ich lebte mit gedrücktem Selbstzerstörungsknopf.*

Der erste Schritt meiner Self-Care-Reise war die Selbstentdeckung. Ich war schon immer offen für alternative Lebensweisen gewesen, machte eine Ausbildung zur Reiki-Meisterin, wurde Massagetherapeutin und las eine Menge spirituelle Bücher. Ich begann zu akzeptieren, dass ich einen Weg ging, der sich von dem der »Norm« unterschied, statt dagegen anzukämpfen.

Die wichtigste Lektion, die ich auf allen meinen Reisen lernen musste: Dein Unglücklichsein begleitet dich überallhin. Du kannst also genauso gut dort hingehen, wo dich Menschen wirklich lieben, dich deinen Problemen stellen und sie bearbeiten. So beschloss ich, mir in London ein Leben aufzubauen, mit meiner Schwester und guten Freunden an meiner Seite. Die Zeit, in der ich gereist war, war dennoch nicht verloren. Auf Hawaii hatte ich viel über Rohkost und Säfte gelernt, was mich 2004 dazu brachte, mein erstes Café, Little Earth, zu eröffnen. Heute betreibe ich das Nectar Café im Triyoga in London.

In London, wo ich mit meiner Familie lebe, bin ich fest verwurzelt. Ich habe gelernt, mich in meiner Haut wohlzufühlen, und liebe und akzeptiere mich so, wie ich bin. Seitdem brauche ich nicht mehr vor mir davonzulaufen.

Dasselbe wünsche ich dir.

@katianarainphillips

DANK

Du weißt, wir lieben unsere Listen, und hier kommt eine weitere – mit all den Menschen, die uns halfen, dieses Buch auf die Beine zu stellen.

Dank und Liebe an Casey Phillips, der uns alles über Familie lehrte. Und an Jonah und Huxley Phillips. Ihr strahlt Liebe und Licht aus und macht uns zu besseren Menschen.

Danke an alle bei unserem Verlag: Pippa Wright, die das Risiko mit uns einging und fest daran glaubte, dass wir wussten, wovon wir sprachen. Du warst eine freundliche, aber bestimmte Lektorin, die perfekte Kombination. Lizzy Gaisford für dein erstaunliches Auge und deine umfassende Unterstützung. Jocasta Hamilton für dein strahlendes Lächeln und stete Bestärkung. Najma Finlay, Jasmine Rowe und Celeste Ward-Best für all die Begeisterung und Ermutigung. Melissa Four und Viki Ottewill für das perfekte Cover.

Abi Hartshorne für das ruhige und unaufgeregte Layout.

Brigid Moss, die unseren Gedanken Form gab und unsere Worte in die richtige Reihenfolge brachte.

Britta Jacobson für ihre Großzügigkeit.

Nicola Dunn, die Ruhe bewahrte, als wir das nicht taten, und uns stets neue Sichtweisen eröffnete.

Carole Ingram für deine Hilfe.

Kim Sion für die Fotos, die uns so zeigen, wie wir gerne gesehen werden möchten.

Pip Cooper und Ben Ingham, beste Freunde und Traumteam, das unser Buch so schön werden ließ.

Eloise Markwell-Butler und Alex Hardee dafür, dass ihr die perfekten Gastgeber wart und uns euer wunderbares Haus für die Fotos zur Verfügung gestellt habt.

Christina Wilson und Pamela Beaulieu für eure Bilder.

Haarala Hamilton für die Food-Fotos, die Katia Freudentränen in die Augen getrieben haben, und Emma Lahaye für ihre harte Arbeit und ihr wunderschönes Styling.

Niki und Jay von Cloth House für ihre Stoffe und ihre Freundschaft.

Venus Rox, die uns die schönen, kostbaren Kristalle zur Verfügung gestellt hat.

Untitled (Blumen) für die perfekten Blumen.

Der ganzen Belegschaft vom Nectar Café und einen speziellen Dank an Josu Zabaleta, den Meister-Roller unserer Regenbogen-Röllchen.

Michael Isted von The Herball für Hilfe und Inspiration.

Matthew Freud, danke für dein tägliches Kommen.

Lauren Phillips, ohne dich würde nichts erledigt.

Gurmukh, die unserem Leben für immer eine neue Richtung gab.

Jonathan Sattin, der uns ermöglichte, kreativ zu sein, und darauf vertraute, dass wir wussten, was wir taten – auch, als wir uns selbst dessen nicht so sicher waren.

Allen unseren Yoga-Lehrern auf unserem Weg, die uns alles gelehrt haben, was wir über Self-Care und die Fürsorge für andere wissen.

Und den Menschen, die jeden Tag zu den Kursen und ins Café kommen. Ihr ermöglicht es uns, jeden Morgen aufzuwachen und zu lieben, was wir tun.

Danke …

REZEPTVERZEICHNIS

Ananas-Grapefruit-Kurkuma-Saft 125, 126

Brunnenkresse:
- Brunnenkresse- Birnen-Fenchel-Saft 124, *125*

Brunnenkresse-Pesto 50, *51*
Buddha-Schalen 142, *143*, 144

Dressings:
- Joghurtdressing 46, *47*, 48
- Knallgrünes Dressing 50, *51*

Edelsteinwasser 72, *73*

Gebackene Süßkartoffel-Wedges mit pochierten Eiern 49
Gemüse-Korma 92, *93*
Gewürzwasser 72, *73*
Goldene Kurkuma-Latte 94, *95*
Grapefruit:
- Ananas-Grapefruit-Kurkuma-Saft *125*, 126

Grüne Schönheit 124, *125*
Grünkohl, rote Zwiebeln und Kürbis, Frittata-Muffins 236, *237*

Haferflocken, gequollen mit Rose und Chiasamen 146, *147*

Kalt aufgegossener grüner Tee *125*, 127
Knallgrünes Dressing 50, *51*
Korma, Gemüse- 92, *93*
Kurkuma:
- Ananas-Grapefruit-Kurkuma-Saft *125*, 126
- Goldene Kurkuma-Latte 94, *95*

Lachsspieß mit griechischem Reis und Joghurtdressing 46, *47*, 48
Latte, Goldene Kurkuma- 94, *95*

Muffins, Frittata- aus Grünkohl, roten Zwiebeln und Kürbis 236, *237*

Pastete, Rote-Bete- 178, *179*
Pesto, Brunnenkresse- 50, *51*
Puffer, Süßkartoffel mit Joghurt-Paprika-Sauce 138, *139*, 140

Quinoasalat mit Wildreis 90, *91*

Reis:
- Lachsspieß mit griechischem Reis und Joghurtdressing 46, *47*, 48
- Quinoasalat mit Wildreis 90, *91*

Rohe Kokosbällchen 234, *235*
Rose, gequollene Haferflocken mit Rose und Chiasamen 146, *147*
Rote Bete:
- Rote-Bete-Pastete 178, *179*
- Schokoladenkuchen mit Roter Bete 44, *45*

Säfte:
- Ananas-Grapefruit-Kurkuma-Saft *125*, 126
- Brunnenkresse-Birnen-Fenchel-Saft 124, *125*
- Grüne Schönheit 124, *125*

Salat, Quinoa- mit Wildreis 90, *91*
Schokolade:
- Schokoladenkuchen mit Roter Bete 44, *45*

Sommer-Röllchen 174, *175*, 176, *177*
Spinat-Erbsen-Suppe mit Trüffelöl 141
Süßkartoffel:
- Gebackene Süßkartoffel-Wedges mit pochierten Eiern 49

Süßkartoffel-puffer mit Joghurt-Paprika-Sauce 138, *139*, 140

Tee, kalt aufgegossener grüner *125*, 127
Törtchen, Vanillepudding- mit Beeren 180, *181*

Vanillepudding-Törtchen mit Beeren 180, *181*

Wasser:
- Edelsteinwasser 72, *73*
- Gewürzwasser 72, *73*

BILDNACHWEIS

Seiten 4, 16, 43, 69, 77, 109, 110, 114, 185, 221, 225, 229 und 262 mit freundlicher Genehmigung von Pip Cooper.

Seiten 11, 74, 259 und 264 mit freundlicher Genehmigung von Kim Sion.

Seite 24 mit freundlicher Genehmigung von Christina Wilson.

Seiten 35, 41, 45, 47, 51, 73, 91, 93, 95, 125, 139, 143, 145, 147, 150, 160, 175, 177, 179, 181, 235, 237, 247 und 251 © Haraala Hamilton 2017.

Seiten 53, 60, 81, 82, 102, 117, 133, 155, 171, 193, 195, 208 und 245 von Nadia Narain. Poster auf dem Foto von S. 245 designed von The Bee and the Fox.

Seiten 64 und 162 mit freundlicher Genehmigung von Alisa Lambina.

Seite 71 von Katia Narain Phillips.

Seite 88 mit freundlicher Genehmigung von Manizeh Reimer.

Seite 107 mit freundlicher Genehmigung von Pamela Beaulieu.

Seite 149 aus den Fotoalben der Familie Narain.

Seite 166 © Alicia Bock/Stocksy United.

Seite 183 mit freundlicher Genehmigung von Moni Narain.

Seite 198 © Jovana Rikalo/Stocksy United.

Seite 203 © Daniel Kim/Stocksy United.

Seite 204 © Borislav Zhuykov/Stocksy United.

Seite 212 © Kirstin McKee/Stocksy United.

Seite 216 © Rolfo/Stocksy United.

Seite 223 mit freundlicher Genehmigung von Chris Miller.

Seite 249 © Katie + Joe/Stocksy United.:

Covergestaltung und Illustration: Melissa Four

DK | Penguin Random House

Für die deutsche Ausgabe:
Programmleitung Monika Schlitzer
Redaktionsleitung Caren Hummel
Projektbetreuung Isabelle Stei
Herstellungsleitung Dorothee Whittaker
Herstellungskoordination Arnika Marx
Herstellung Christine Rühmer

Titel der englischen Originalausgabe:
self-care for the real world

First published by Hutchinson, an imprint of Cornerstone. Cornerstone is part of the Penguin Random House group of companies.

Wir danken Kate Crow und Yung Pueblo für die Abdruckgenehmigung der Zitate (S. 86, 154)

Der Verlag hat sich bemüht, alle Rechteinhaber zu ermitteln und zu kontaktieren. Er ist gerne bereit, bei zukünftigen Auflagen die Angaben zu vervollständigen.

Übersetzung Anke Wellner-Kempf
Lektorat Cornelia Rüping

ISBN 978-3-8310-3645-5

Druck und Bindung Lego, Italien

MIX
Papier aus verantwortungsvollen Quellen
FSC® C023419
FSC www.fsc.org

www.dorlingkindersley.de